collection
PACES

Exercices de statistiques médicales et biologiques

Fethi Borsali

ellipses

Dans la collection *PACES*

UE1 : Atomes, biomolécules, génome, bioénergétique, métabolisme

- *Annales de Chimie générale (UE1). QROC et QCM corrigés et commentés*, F. Launay et A. Gédéon
- *Biochimie : cours et QCM*, S. Allouche (dir.)
- *Biochimie métabolique – 2e édition*, J. Borg et A. Reeber
- *Biologie moléculaire, cellulaire et génétique en 1001 QCM (La)*, M. Ghorbal
- *QCM et QROC de biologie moléculaire*, I. Creveaux et L. Blanchon
- *Chimie générale. Cours et QCM corrigés et commentés*, J. Golebiowski, P. Aplincourt
- *Chimie générale en 1001 QCM (La)*, J. Bonin, D. Marchal
- *Chimie générale en UE1 (La). Fiches et QCM (corrigés et commentés)*, A. Gédéon et F. Launay
- *Chimie organique : cours et exercices*, P. Karoyan
- *Chimie organique et isométrie. QCM, exercices et problèmes corrigés*, S. Rubio
- *Considérations moléculaire, métabolique et physiopathologique de la nutrition humaine*, C. Perier
- *Cours de Chimie générale – 2e édition*, A. Gédéon
- *Cours de Chimie organique*, O. Thomas et S. Antoniotti
- *Exercices et annales de Chimie générale corrigés et commentés. Nouveau programme L1 santé*, A. Gédéon
- *Exercices et QCM de chimie organique*, O. Thomas et S. Antoniotti
- *Mécaniques des fluides physiologiques : cours et QCM*, C. Letellier
- *QCM de Chimie organique*, J.-P. Bouillon et F. Estour

UE2 : La cellule et les tissus

- *Bases cellulaires et moléculaires du développement. Méthodes et exercices, 2e édition*, C. Chanoine
- *Biologie cellulaire en 1001 QCM et QROC (La) – 2e édition*, J.-C. Cailliez
- *Biologie cellulaire et moléculaire de la cellule eucaryote*, C. Chanoine et F. Charbonnier
- *Biotechnologies et applications (génie génétique)*, F. Perrin-Schmidt
- *Exercices corrigés et commentés de biologie cellulaire – 4e édition*, P. Cau
- *QCM et exercices corrigés et commentés d'histologie et d'embryologie, nouvelle édition*, D. Haymann (coord.) et M. Berreur
- *UE2 : Biologie cellulaire, embyologie et histologie en 1001 QCM*, M. Ghorbal
- *Biologie de la reproduction et du développement*, Collège Hospitalo-Universitaire de biologie et médecine du développement et de la reproduction

UE3 : Organisation des appareils et systèmes : aspects fonctionnels et méthodes d'études

- *Approche physique du transport de la matière*
- *dans les milieux biologiques*, W. Urbach, M.-C. Fauré, B. C. Forget, J. Berges et N. Taulier
- *Biophysique médicale : magnétostatique, radiofréquences, résonance, magnétique nucléaire*, D. Morvan
- *Biophysique : cours et exercices*, F. Giammarile, C. Houzard, et A. Charrie
- *Cours de Physique*, B. Clerjaud
- *Physique. Cours, exercices et annales corrigés*, D. Benredjem et G. Kesperski
- *Physique. Nouveau programme L1 santé*, C. Lavelle
- *Physique et biophysique. Rappels de cours, exercices et QCM corrigés*, J.-M. Escanye et A. Durand
- *Physique et biophysique. Rappel de cours, exercices et QCM corrigés (volume 2)*, J.-M. Escanye et A. Durand
- *Physique médicale*, E. Hakiki Nour
- *Réussir l'UE3*, J. Pradère

UE4 : Évaluation des méthodes d'analyses appliquées aux sciences de la vie et de la santé

- *Techniques de raisonnement statistique et applications aux sciences de la vie*, P. D'Athis
- *Biomathématiques*, V. Latocha
- *Biostatistiques. Rappels de cours et QCM corrigés – 2e édition*, J.-L. Golmard
- *Élément de biostatistiques. Exercices corrigés, QCM et rappels de cours à l'usage des étudiants en médecine et en biologie*, F. Kohler
- *Évaluation des méthodes d'analyse appliquées aux sciences de la vie et de la santé. Exercices, QCM, problèmes et épreuves corrigés*, M. Mercier (dir.)
- *Exercices de statistiques médicales et biologiques*, F. Borsali
- *Manuel de statistiques – 2e édition. Nouveau programme L1 santé*, G. Forzy
- *Statistiques médicales et biologiques*, F. Borsali

UE5 : Organisation des appareils et systèmes : aspects morphologiques et fonctionnels généraux

- *320 QCM clés d'anatomie*, P. Trouilloud, O. Trost, N. Cheynel
- *Anatomie en 1001 QCM (L') – 2e édition*, G. Biette
- *Anatomie. Tête, cou, nerfs crâniens et organes des sens*, P. Trouilloud, O. Trost
- *Introduction à l'Anatomie*, P. Trouilloud, O. Trost
- *Manuel d'anatomie*, S. Dupont, P. Serbe et C. Boistier
- *Manuel d'anatomie générale*, F. De Peretti et B. Maes
- *QCM illustrés d'anatomie*, F. De Perreti et B. Maes

ISBN 978-2-7298-6650-1

32, rue Bargue 75740 Paris cedex 15

www.editions-ellipses.fr

AVANT-PROPOS

Cet ouvrage s'adresse principalement aux étudiants en médecine, en pharmacie, en chirurgie dentaire et en biologie. Ils trouveront de nombreux exercices basés sur des situations rencontrées dans la discipline médicale et biologique. Certains exercices sont inspirés d'articles parus dans des revues scientifiques. Cet ouvrage ne couvre qu'une partie du cours de mon livre intitulé « Statistiques médicales et biologiques » publié dans la même édition et pourrait correspondre également aux chercheurs dans le domaine médical ou biologique désirant compléter leur travail de recherche. Un bon nombre d'étudiants et de chercheurs pensent que les manuels de statistique qui montrent comment réaliser des calculs numériques leurs permettent de comprendre le fondement de cette science ; cet argument n'est pas valable. C'est pourquoi j'ai décidé d'écrire ce livre dans le but d'amener les étudiants et les chercheurs à la compréhension des concepts de la statistique de base. Les exercices sont présentés en trois parties : statistique descriptive, statistique probabiliste et statistique inductive et sont résolus en détail à la fin de chaque partie.

Enfin, je ne saurais oublier de remercier toutes les personnes qui m'ont aidé dans la réalisation de cet ouvrage. Je serais très reconnaissant à tous ceux qui voudraient bien signaler d'éventuelles erreurs qui m'auraient échappé et de me faire part de leurs remarques.

L'auteur

SOMMAIRE

STATISTIQUE DESCRIPTIVE

Enoncés

Exercice 1

Les grenouilles hébergent divers parasites, en particulier des vers trématodes. On prélève au hasard des grenouilles dans un étang et on compte les trématodes que chacune d'elles héberge. On a obtenu les résultats suivants :

Nombre de trématodes par grenouille	0	1	2	3	4	5	6
Nombre de grenouilles correspondantes	11	22	45	40	19	11	2

1. Quel est le caractère étudié ? sa nature ?
2. Représenter le diagramme qui convient de cette série ?

Exercice 2

On a dénombré chez un individu 1000 leucocytes et on s'intéresse à leur catégorie :

Catégories des leucocytes	Neutrophiles	Eosinophiles	Basophiles	Lymphocytes	Monocytes
Effectif	600	20	10	110	260

Reprendre les questions de l'exercice précédent.

Exercice 3

Le taux de glucose sanguin (glycémie) déterminé chez 32 sujets est donné ci-dessous en g/l :

0,85	0,87	0,90	0,93	0,94	0,94	0,95	0,97	0,97	0,98	0,98
0,99	1,00	1,01	1,03	1,03	1,03	1,04	1,06	1,07	1,08	1,08
1,10	1,10	1,11	1,13	1,14	1,14	1,15	1,17	1,19	1,20	

Reprendre les questions de l'exercice précédent.

Exercice 4

Dans le cadre d'une étude au laboratoire de biochimie, on a dosé la quantité de créatinine en $mg/1000\ cm^3$ d'urine chez 80 hommes normaux. Les résultats ont été représentés dans le tableau suivant :

Quantité de créatinine ($mg/1000\ cm^3$)	**Nombre de personnes**
[2,5 , 3,5 [	2
[3,5 , 4,5 [	11
[4,5 , 5,5 [	20
[5,5 , 6,5 [	30
[6,5 , 7,5 [	14
[7,5 , 8,5 [	3

1. Comment appelle-t-on ce type de tableau ?
2. Quel est le caractère étudié ? sa nature ?
3. Calculer la moyenne et la variance en utilisant deux méthodes.
4. Tracer le graphe correspondant.

Exercice 5

On observe deux groupes de 100 personnes atteintes d'une maladie cancéreuse. Les uns ont subi le traitement A et les autres le traitement B. Les temps d'hospitalisation se répartissent comme suit :

Temps d'hospitalisation (en mois)	**Effectif de malades**	
	Traitement A	**Traitement B**
[0 , 3 [	2	12
[3 , 5 [	3	18
[5 , 6 [	6	21
[6 , 7 [	10	14
[7 , 8 [	18	12
[8 , 9 [	23	8
[9 , 10 [	18	6
[10 , 11 [	12	5
[11 , 15 [	8	4
TOTAL	100	100

1. Tracer les histogrammes sur un même graphique.
2. Calculer la moyenne, l'écart-type, le coefficient d'asymétrie, de dérive et d'aplatissement de chaque distribution.
3. Que peut-on conclure ?

Exercice 6

Une série d'observations concernant les tailles d'adolescents de 11 à 14 ans a donné les résultats suivants :

Tailles (cm)	**Effectif de classe**
$[140, 144[$	3
$[144, 148[$	18
$[148, 152[$	65
$[152, 156[$	85
$[156, 160[$	71
$[160, 164[$	32
$[164, 168[$	20
$[168, 172[$	4
$[172, 176[$	1
$[176, 180[$	1

1. Calculer pour chaque classe : le centre de classe, la fréquence de classe et la fréquence cumulée.
2. Tracer l'histogramme, le polygone des fréquences et le polygone des fréquences cumulées.
3. Déterminer la médiane, le mode et les quartiles de la série.
4. Calculer la moyenne et l'écart-type de la série. Quelle conclusion peut-on tirer ?

Exercice 7

On donne la répartition des femmes âgées de 50 à 54 ans d'après le nombre de leurs enfants nés vivants :

Nombre d'enfants	**Effectif**
0	19
1	25
2	23
3	14
4 ou plus	19

N.B. : On prend une moyenne de 5 pour la classe « 4 ou plus ».

1. Quels sont la population étudiée ? le caractère ? la nature du caractère ? les modalités du caractère ?
2. Représenter cette série par le diagramme qui convient.
3. Calculer pour chaque classe : les fréquences et les fréquences cumulées.
4. Tracer le polygone des fréquences cumulées.
5. Calculer la moyenne et l'écart-type de la série.
6. Une prévision effectuée pour 2005 indique que la proportion des femmes âgées de 50 à 54 ans ayant eu moins de trois enfants nés vivant sera de 71,2%.
   a. Compte tenu des résultats de cette prévision, modifier le tableau ci-dessus de façon à avoir une répartition approchée des femmes âgées de 50 à 54 ans en 2005 selon le nombre d'enfants nés vivants.
   b. Calculer la moyenne et l'écart-type de cette nouvelle série.
   c. Commenter les résultats obtenus.

Exercice 8

Dans une étude sur l'issue de la grossesse, on dispose d'un échantillon de 300 femmes enceintes prises dans une région donnée et on les réparti selon l'issue de la grossesse. Les résultats figurent au tableau ci-dessous :

	Issue de la grossesse			
	Hospitalisation	**Accouchement prématuré**	**Césarienne**	**TOTAL**
Effectif	141	145	14	300

1. Comment appelle-t-on ce type de tableau ? Quel est le caractère étudié ? sa nature ?
2. Représenter le diagramme qui convient de cette distribution. Donner une conclusion.
3. On fait maintenant la répartition de ces femmes selon qu'elles ont cerclage du col de l'utérus ou non et l'issue de la grossesse (le cerclage est supposé éviter l'accouchement prématuré, mais peut avoir des effets néfastes). Les résultats sont consignés dans le tableau suivant :

	Issue de la grossesse			
	Hospitalisation	Accouchement prématuré	Césarienne	TOTAL
Femmes qui ont un cerclage	73	32	5	110
Femmes qui n'en ont pas	68	113	9	190

a. La comparaison entre les deux groupes de femmes pour chaque issue de la grossesse se fait-elle en comparant entre les effectifs ou les fréquences ? Justifier votre réponse.

b. Représenter les deux diagrammes qui conviennent sur un même graphique.

c. L'hospitalisation est-elle aussi fréquente chez les femmes qui ont un cerclage que chez celles qui n'en ont pas ? Même question pour les autres issues de la grossesse.

Exercice 9

Dans un service de cancérologie, on constitue par tirage au sort deux groupes de 35 sujets chacun atteints d'un cancer dont l'un reçoit un traitement et l'autre n'en reçoit pas. Cinq ans plus tard, on fait des observations concernant leur durée de survie exprimée en années. Les résultats sont indiqués ci-dessous :

Groupe traité

1,5	2,2	2,7	2,7	2,8	2,9	3,1	3,1	3,1	3,2	3,3	3,3
3,4	3,4	3,4	3,5	3,5	3,6	3,7	3,7	3,7	3,7	3,8	3,8
3,8	3,8	3,9	3,9	4,0	4,3	4,4	4,7	4,7	4,9	5,0	

Groupe témoin

1,5	1,6	1,8	1,9	2,0	2,1	2,1	2,2	2,3	2,4	2,5	2,7
2,8	2,8	2,9	2,9	2,9	3,0	3,0	3,0	3,1	3,1	3,1	3,2
3,2	3,2	3,3	3,5	3,6	3,7	3,9	4,0	4,3	4,5	5,0	

1. Comment appelle-t-on cette collection de nombres ? Quel est le caractère étudié ? sa nature ?

2. Regrouper ces valeurs en classes de durée de survie pour chaque groupe puis représenter les deux diagrammes qui conviennent sur un même graphique ?

3. Déterminer, pour chaque classe et pour chaque distribution, la fréquence et la fréquence cumulée.

4. Rechercher le mode, la médiane, la moyenne et la variance de chaque distribution.
5. La durée moyenne de survie chez les sujets traités est-elle plus grande que celle chez les sujets témoins ? la dispersion des durées de survie est-elle pratiquement la même ?
6. Peut-on déduire que, à partir des observations faites sur l'échantillon, le traitement prolonge la durée de survie ?

STATISTIQUE DESCRIPTIVE

Corrigés

Exercice 1

1. Le caractère étudié est le nombre de trématodes par grenouille. Il est quantitatif discret.
2. Le diagramme qui convient est le diagramme en bâtons et le polygone des effectifs.

Diagramme en bâtons et polygone des effectifs

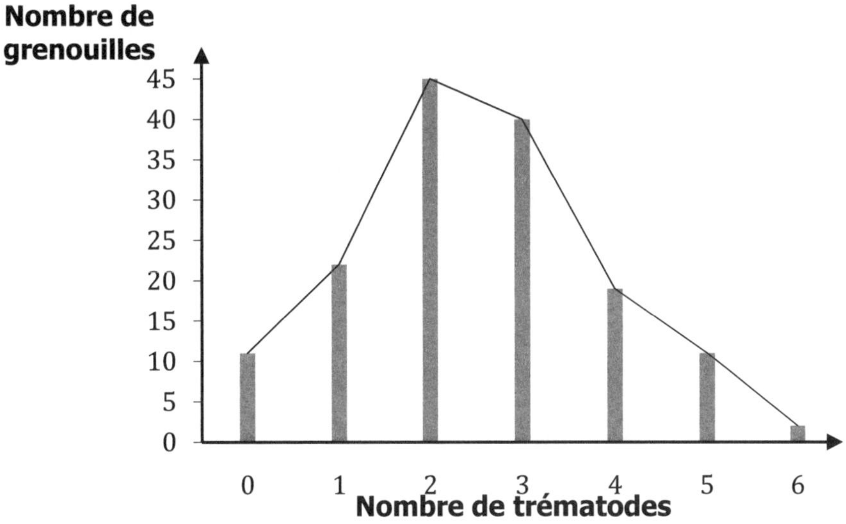

Exercice 2

1. Le caractère étudié est les catégories des leucocytes. Il est qualitatif.
2. Le diagramme qui convient est le diagramme à bandes.

Diagramme à bandes

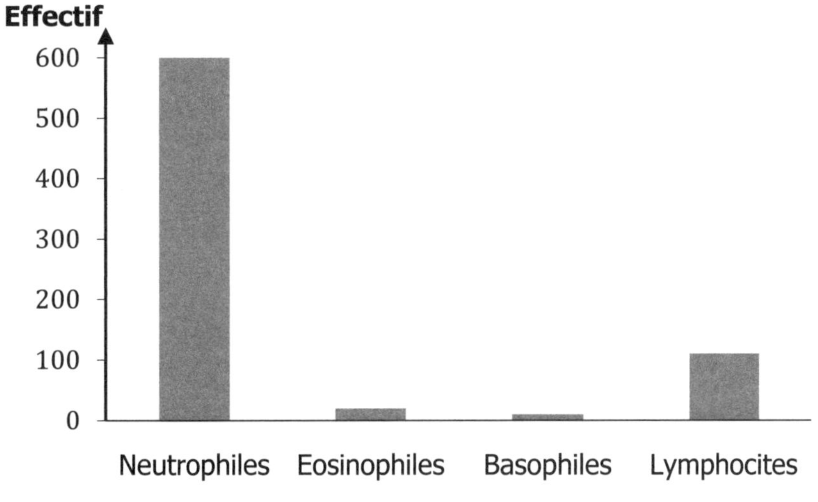

Exercice 3

1. Le caractère étudié est le taux de glucose sanguin. Il est quantitatif continu.

2. Le diagramme qui convient est l'histogramme et le polygone des effectifs.

- Calcul de l'étendue :

$$E = 1{,}20 - 0{,}85 = 0{,}35$$

- Calcul de l'amplitude :

  On prendra le nombre de classes N approximativement égal à la racine carrée de la taille de l'échantillon $(n = 32)$. Par exemple $(N = 6)$

$$k = \frac{E}{N} = \frac{0{,}35}{6} \approx 0{,}06$$

- Tableau des effectifs :

Classe des taux	Effectif
[0,85 , 0,91[	3
[0,91 , 0,97[	4
[0,97 , 1,03[	7
[1,03 , 1,09[	8
[1,09 , 1,15[	6
[1,15 , 1,21[	4

Le diagramme qui convient est l'histogramme et le polygone des effectifs.

Histogramme et polygone des effectifs

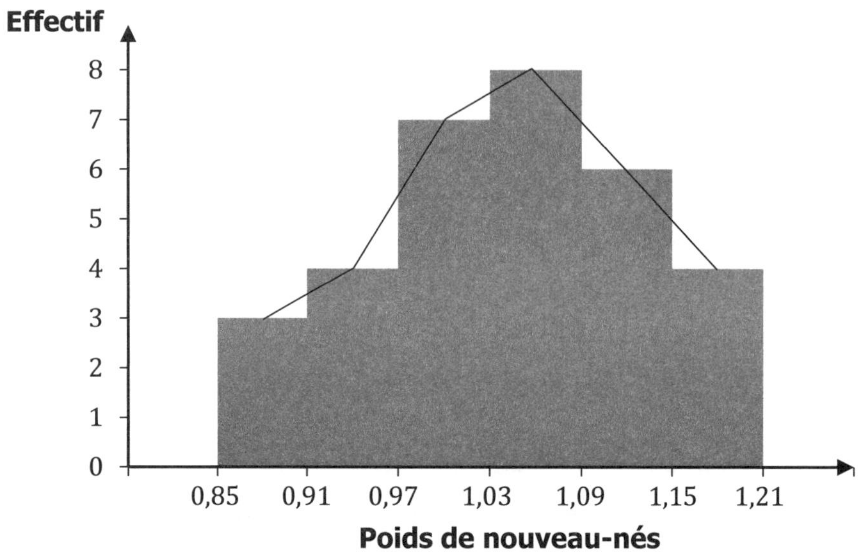

Exercice 4

1. Ce type de tableau s'appelle les statistiques ou la série statistique.
2. Le caractère est la quantité de créatinine. Il est quantitatif continu.
3. Calcul de la moyenne et de la variance :

Centre de classe (x_i)	**Effectif** (n_i)	$n_i.x_i$	$n_i.x_i^2$	$y_i = x_i - m$ $(m = 6)$	$n_i.y_i$	$n_i.y_i^2$
3	2	6	18	-3	-6	18
4	11	44	176	-2	-22	44
5	20	100	500	-1	-20	20
6	30	180	1080	0	0	0
7	14	98	686	1	14	14
8	3	24	192	2	6	12
TOTAL	80	452	2652		-28	108

Méthode directe :

$$\overline{x} = \frac{1}{n}\sum_{i=1}^{8} n_i.x_i = \frac{452}{80} = 5,65$$

$$\sigma^2 = \frac{1}{n}\sum_{i=1}^{8} n_i\,.x_i^2 - \overline{x}^2 = \frac{2652}{80} - (5,65)^2 = 1,22$$

Méthode indirecte :

$$\overline{y} = \frac{1}{n}\sum_{i=1}^{8} n_i.y_i = \frac{-28}{80} = -0,35$$

$$\overline{x} = \overline{y} + m = -0,35 + 6 = 5,65$$

$$\sigma_y^2 = \frac{1}{n}\sum_{i=1}^{8} n_i.y_i^2 - \overline{y}^2 = \frac{108}{80} - (-0,35)^2 = 1,22$$

$$\sigma^2 = \sigma_y^2 = 1,22$$

4. Le diagramme qui convient est l'histogramme et le polygone des effectifs.

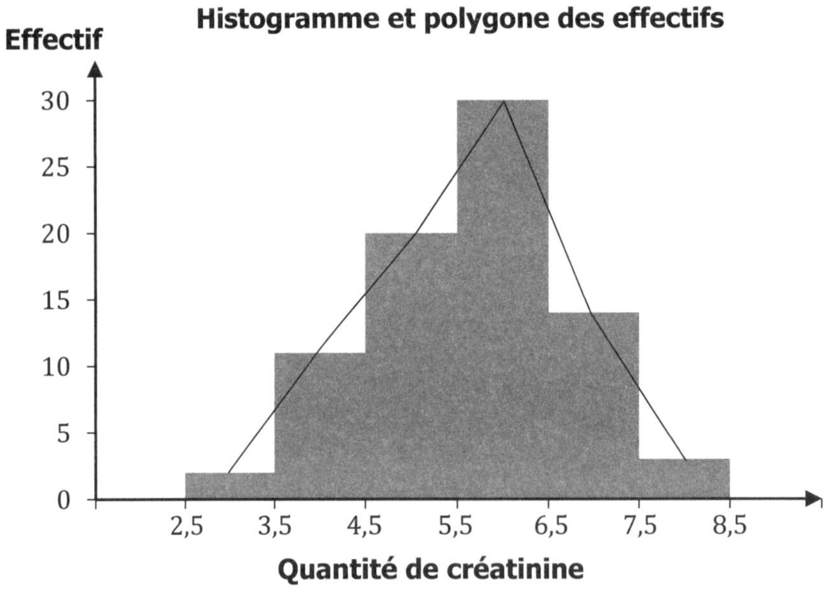

Exercice 5

1. Les diagrammes qui conviennent sont les histogrammes.

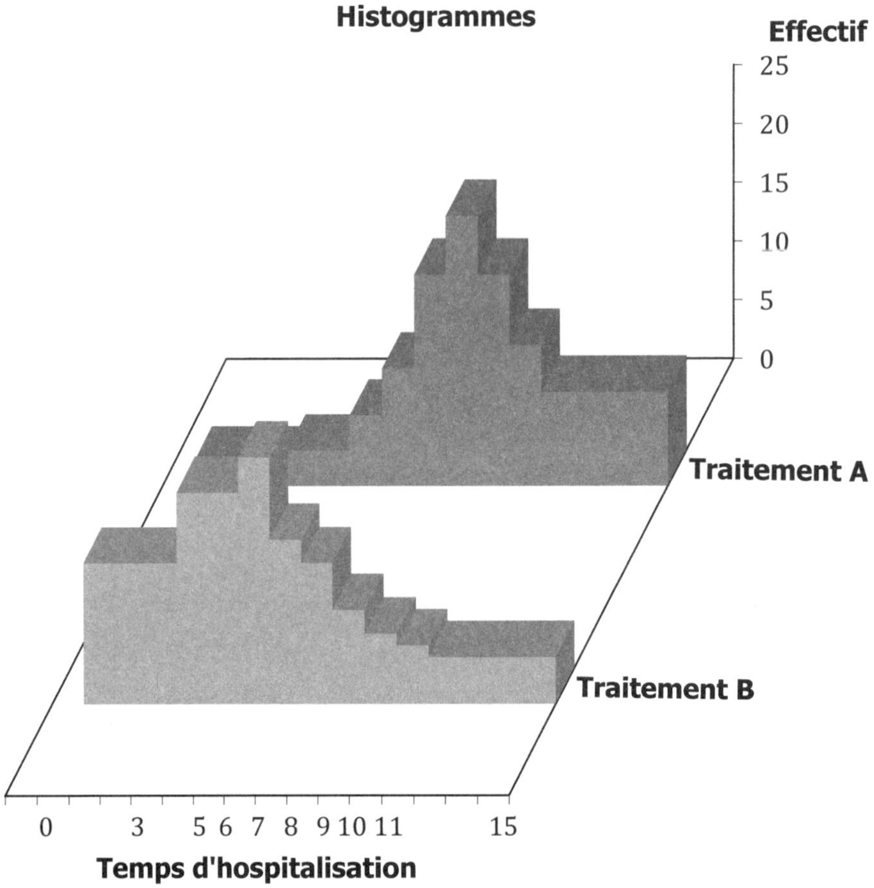

La distribution des temps d'hospitalisation avec le traitement B est située à gauche de celle avec le traitement A. Elle correspond à des temps d'hospitalisation plus courts : le traitement B est plus rapide que le traitement A.

2. Traitement A :

x_i	n_i	$n_i.x_i$	$n_i.x_i^2$	$n_i.x_i^3$	$n_i.x_i^4$
1,5	2	3	4,5	6,75	10,125
4	3	12	48	192	768
5,5	6	33	181,5	998,25	5490,375
6,5	10	65	422,5	2746,25	17850,625
7,5	18	135	1012,5	7593,75	56953,125
8,5	23	195,5	1661,75	14124,875	120061,43
9,5	18	171	1624,5	15432,75	146611,125
10,5	12	126	1323	13891,5	145860,75
13	8	104	1352	17576	228488
TOTAL	100	844,5	7630,25	72562,125	722093,555

Moyenne : $\overline{x} = 8{,}44$

Variance : $\sigma^2 = 5{,}06$

Ecart-type : $\sigma = 2{,}23$

Moment

d'ordre 1 :

$$m_1 = \frac{1}{n}\sum_{i=1}^{k} n_i.x_i = \overline{x} = 8{,}44$$

d'ordre 2 :

$$m_2 = \frac{1}{n}\sum_{i=1}^{k} n_i.x_i^2 = \frac{7630{,}25}{100} = 76{,}3$$

d'ordre 3 :

$$m_3 = \frac{1}{n}\sum_{i=1}^{k} n_i.x_i^3 = \frac{72562{,}125}{100} = 725{,}62$$

d'ordre 4 :

$$m_4 = \frac{1}{n}\sum_{i=1}^{k} n_i.x_i^4 = \frac{722093{,}55}{100} = 7220{,}94$$

Moment centré

d'ordre 3 : $\mu_3 = m_3 - 3.m_1.m_2 + 2.m_1^3 = -3{,}87$

d'ordre 4 : $\mu_4 = m_4 - 4.m_1.m_3 + 6.m_1^2.m_2 - 3.m_1^4 = 112{,}07$

Coefficient

d'asymétrie :

$$\delta = \left(\frac{\mu_3}{\sigma^3}\right)^2 = \left(\frac{-3{,}87}{(2{,}23)^3}\right)^2 = 0{,}12$$

L'asymétrie est peu importante.

de dérive :

$$d = \frac{\mu_3}{\sigma^3} = \frac{-3{,}87}{(2{,}23)^3} = -0{,}35 < 0$$

La série est étirée vers les plus petites valeurs.

d'aplatissement :

$$a = \frac{\mu_4}{\sigma^4} = \frac{112{,}07}{(2{,}23)^4} = 4{,}53$$

Le degré d'aplatissement est moyen.

Traitement B :

x_i	n_i	$n_i.x_i$	$n_i.x_i^2$	$n_i.x_i^3$	$n_i.x_i^4$
1,5	12	18	27	40,5	60,75
4	18	72	288	1152	4608
5,5	21	115,5	635,25	3493,875	19216,313
6,5	14	91	591,5	3844,75	24990,875
7,5	12	90	675	5062,5	37968,75
8,5	8	68	578	4913	41760,5
9,5	6	57	541,5	5144,25	48870,375
10,5	5	52,5	551,25	5788,125	60775,313
13	4	52	676	8788	114244
TOTAL	100	616	4563,5	38227	352494,876

Moyenne : $\overline{x} = 6{,}16$

Variance : $\sigma^2 = 7{,}69$

Ecart-type : $\sigma = 2{,}77$

Moment

d'ordre 1 :

$$m_1 = \frac{1}{n}\sum_{i=1}^{k} n_i.x_i = \overline{x} = 6{,}16$$

d'ordre 2 :

$$m_2 = \frac{1}{n}\sum_{i=1}^{k} n_i.x_i^2 = \frac{4563{,}5}{100} = 45{,}6$$

d'ordre 3 :

$$m_3 = \frac{1}{n}\sum_{i=1}^{k} n_i.x_i^3 = \frac{38227}{100} = 382{,}27$$

d'ordre 4 :

$$m_4 = \frac{1}{n}\sum_{i=1}^{k} n_i.x_i^4 = \frac{352494{,}876}{100} = 3524{,}95$$

Moment centré

d'ordre 3 :

$$\mu_3 = m_3 - 3.m_1.m_2 + 2.m_1^3 = 6{,}33$$

d'ordre 4 :

$$\mu_4 = m_4 - 4.m_1.m_3 + 6.m_1^2.m_2 - 3.m_1^4 = 177{,}23$$

Coefficient

d'asymétrie :

$$\delta = \left(\frac{\mu_3}{\sigma^3}\right)^2 = \left(\frac{6{,}33}{(2{,}77)^3}\right)^2 = 0{,}09$$

L'asymétrie est très peu importante.

de dérive :

$$d = \frac{\mu_3}{\sigma^3} = \frac{6{,}33}{(2{,}77)^3} = 0{,}30 > 0$$

La série est étirée vers les plus grandes valeurs.

d'aplatissement :

$$a = \frac{\mu_4}{\sigma^4} = \frac{177{,}23}{(2{,}77)^4} = 3{,}01$$

Le degré d'aplatissement est moyen.

3. Le traitement B est plus efficace que le traitement A en moyenne. Les temps d'hospitalisation par le traitement B sont plus dispersés que ceux par le traitement A : ceci vient donc relativiser les résultats obtenus à la première question.

Exercice 6

1. Calcul des fréquences et des fréquences cumulées :

Classe des tailles	Effectif (n_i)	Fréquence (f_i)	Fréquence cumulée (f_i^c)
[140 , 144[	3	0,010	0,010
[144 , 148[	18	0,060	0,070
[148 , 152[	65	0,217	0,287
[152 , 156[	85	0,283	0,570
[156, 160[	71	0,237	0,807
[160 , 164[	32	0,106	0,913
[164 , 168[	20	0,067	0,980
[168 , 172[	4	0,013	0,993
[172 , 176[	1	0,003	0,997
[176 , 180[	1	0,003	1
TOTAL	300	1	

2. Le diagramme qui convient est l'histogramme et le polygone des fréquences.

Histogramme et polygone des fréquences

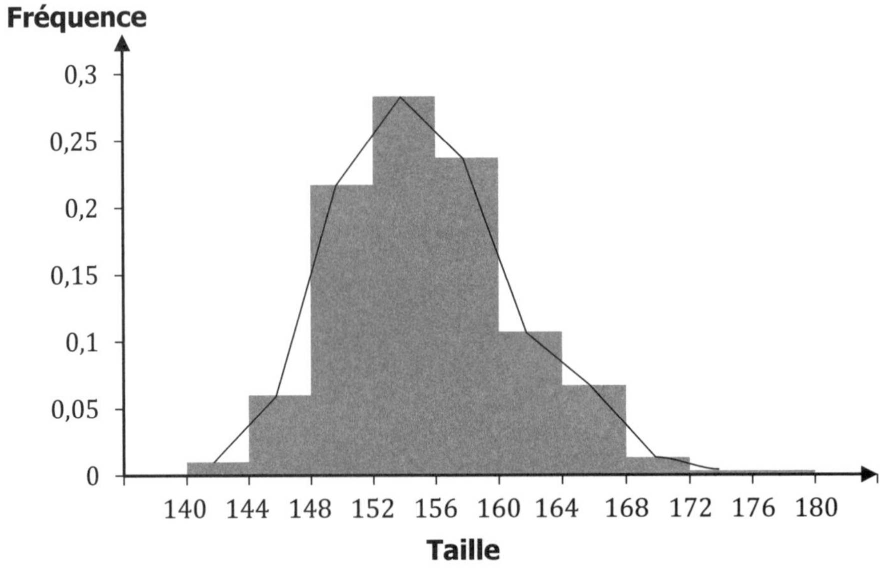

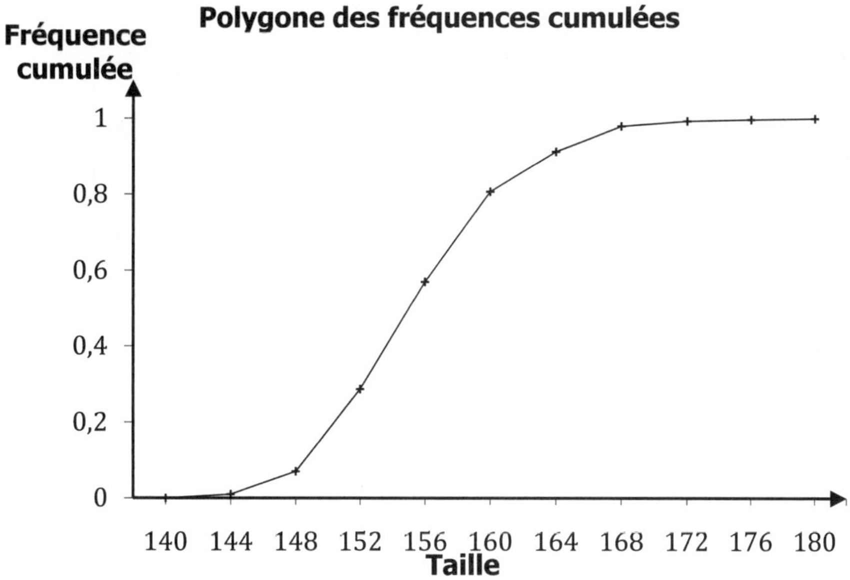

3. La médiane M se situe dans l'intervalle $[152\,,156[$.

$$M = l_1 + \frac{l_2 - l_1}{f_0} = (0{,}5 - f_1^c) = 152 + \frac{156 - 152}{0{,}283}(0{,}50 - 0{,}287) = 155{,}01$$

Le mode $m = 154$ (La classe modale est $[152\,,156[$).

Le premier quartile Q_1 se situe dans l'intervalle $[148\,,152[$.

$$Q_1 = l_1 + \frac{l_2 - l_1}{f_0}(0{,}25 - f_1^c) = 148 + \frac{152 - 148}{0{,}217}(0{,}25 - 0{,}07) = 151{,}32$$

Le troisième quartile Q_3 se situe dans l'intervalle $[156\,,160[$.

$$Q_3 = l_1 + \frac{l_2 - l_1}{f_0}(0{,}75 - f_1^c) = 156 + \frac{160 - 156}{0{,}237}(0{,}75 - 0{,}57) = 159{,}03$$

4. Calcul de la moyenne et de l'écart-type :

x_i	n_i	$n_i.x_i$	$n_i.x_i^2$
142	3	426	60492
146	18	2628	383688
150	65	9750	1462500
154	85	13090	2015860
158	71	11218	1772444
162	32	5184	839808
166	20	3320	551120
170	4	680	115600
174	1	174	30276
178	1	778	31684
TOTAL	300	46648	7263472

$$\overline{x} = \frac{1}{n}\sum_{i=1}^{10} n_i.x_i = \frac{46648}{300} = 155{,}49$$

$$\sigma^2 = \frac{1}{n}\sum_{i=1}^{10} n_i.x_i^2 - \overline{x}^2 = \frac{7263472}{300} - (155{,}49)^2 = 34{,}43$$

$$\sigma = 5{,}77$$

Conclusion :

La série statistique est approximativement symétrique car le mode, la médiane et la moyenne sont approximativement égaux. La dispersion étant faible.

Exercice 7

1. La population étudiée est composée de femmes âgées de 50 à 54 ans. Le caractère étudié est leur nombre d'enfants. Il est quantitatif discret. Ses modalités sont : 0,1,2,3,4 ou plus.
2. Le diagramme qui convient est le diagramme en bâtons et le polygone des effectifs.

Diagramme en bâtons et polygone des effectifs

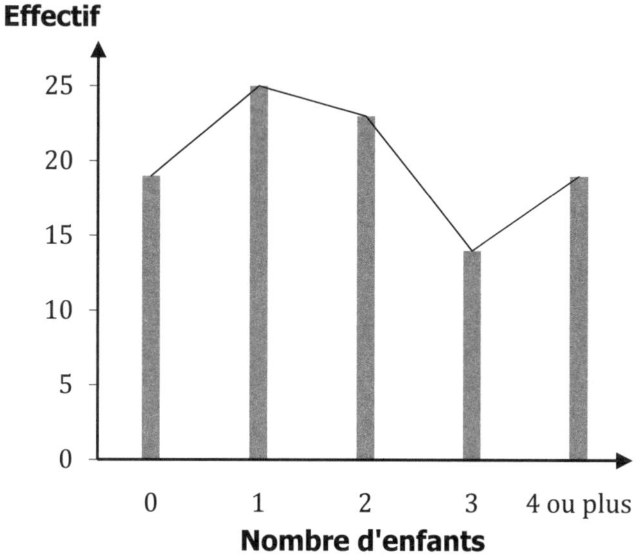

3. Calcul des fréquences et des fréquences cumulées :

x_i	n_i	f_i	f_i^c
0	19	0,19	0,19
1	25	0,25	0,49
2	23	0,23	0,67
3	14	0,14	0,81
4 ou plus	19	0,19	1
TOTAL	100	1	

4. On trace le diagramme en bâtons et le polygone des fréquences cumulées.

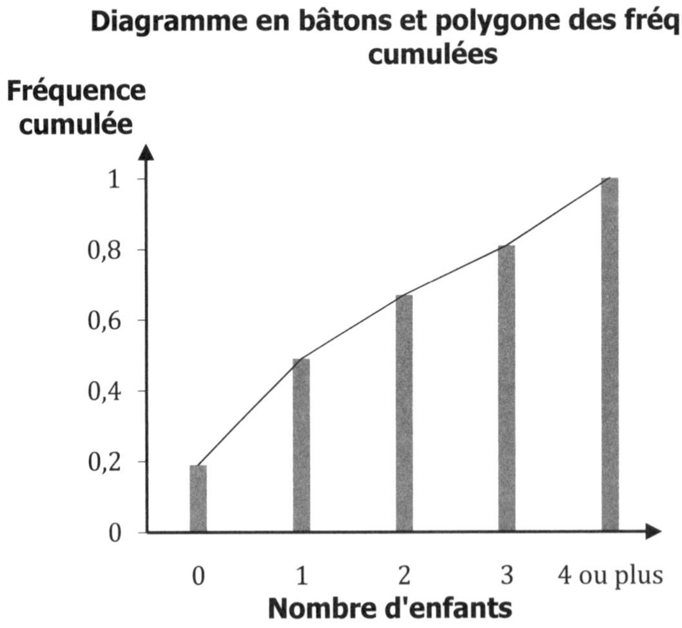

5. Calcul de la moyenne de la variance :

x_i	n_i	$n_i.x_i$	$n_i.x_i^2$
0	19	0	0
1	25	25	25
2	23	46	92
3	14	42	126
5	19	95	475
TOTAL	100	208	718

$$\overline{x} = \frac{1}{n}\sum_{i=1}^{5} n_i.x_i = \frac{208}{100} = 2{,}08$$

$$\sigma^2 = \frac{1}{n}\sum_{i=1}^{5} n_i.x_i^2 - \overline{x}^2 = \frac{718}{100} - (2{,}08)^2 = 2{,}85$$

$$\sigma = 1{,}68$$

6. Actuellement, il y a 67% de femmes qui ont moins de trois enfants. En 2005, on prévoit 71,2%.

a. Calcul des effectifs approchés :

$19 \to 67\%$

$O_1 \to 71{,}2\%\ ,\ O_1 = 20{,}19$

$25 \to 67\%$

$O_2 \rightarrow 71{,}2\%$, $O_2 = 26{,}57$

$23 \rightarrow 67\%$

$O_3 \rightarrow 71{,}2\%$, $O_3 = 24{,}44$

$14 \rightarrow 33\%$

$O_4 \rightarrow 28{,}8\%$, $O_4 = 12{,}22$

$19 \rightarrow 33\%$

$O_5 \rightarrow 28{,}8\%$, $O_5 = 16{,}58$

b. Calcul de la moyenne et de l'écart-type :

x_i	O_i	$O_i.x_i$	$O_i.x_i^2$
0	20,19	0	0
1	26,57	26,57	26,57
2	24,44	48,88	97,76
3	12,22	36,66	109,98
5	16,58	82,9	414,1
TOTAL	100	195,01	648,81

$$\overline{x} = \frac{1}{n}\sum_{i=1}^{5} O_i.x_i = \frac{195{,}01}{100} = 1{,}95$$

$$\sigma^2 = \frac{1}{n}\sum_{i=1}^{5} O_i.x_i^2 - \overline{x}^2 = \frac{648{,}81}{100} - (1{,}95)^2 = 2{,}68$$

$$\sigma = 1{,}63$$

c. Le nombre moyen d'enfants est plus faible. La dispersion est pratiquement la même. Selon la prévision effectuée pour l'an 2005, les femmes auront moins d'enfants : la population totale sera donc en décroissance car une femme n'aura pas tout à fait en moyenne deux enfants.

Exercice 8

1. Le tableau s'appelle les statistiques ou la série statistique.
2. Le caractère étudié est l'issue de la grossesse. Il est qualitatif.
3. Le diagramme qui convient est le diagramme à bandes.

Diagramme à bandes

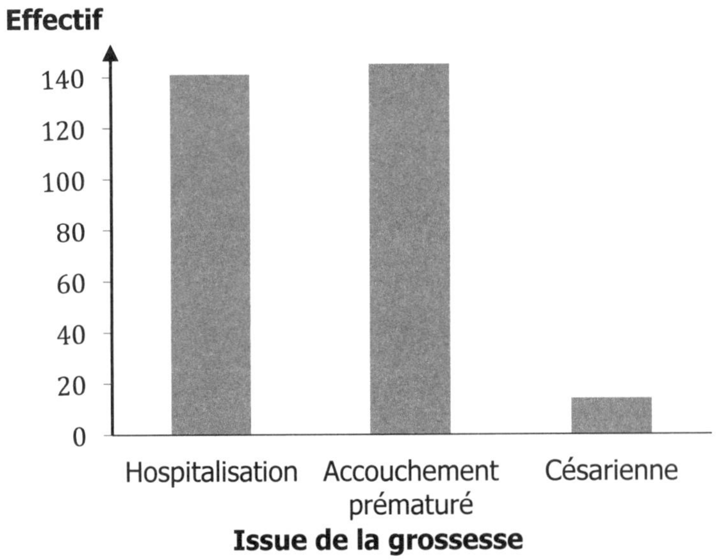

4. Il y a autant d'hospitalisation que d'accouchement prématuré. La césarienne est rare.

5.

a. La comparaison entre les deux groupes de femmes pour chaque issue de la grossesse se fait en comparant entre les fréquences car les effectifs totaux des deux groupes sont inégaux.

b. Les diagrammes qui conviennent sont les diagrammes à bandes.

	Issue de la grossesse		
	Hospitalisation	**Accouchement prématuré**	**Césarienne**
Femmes qui ont un cerclage	66,36%	29,09%	4,55%
Femmes qui n'en ont pas	35,79%	59,47%	4,74%

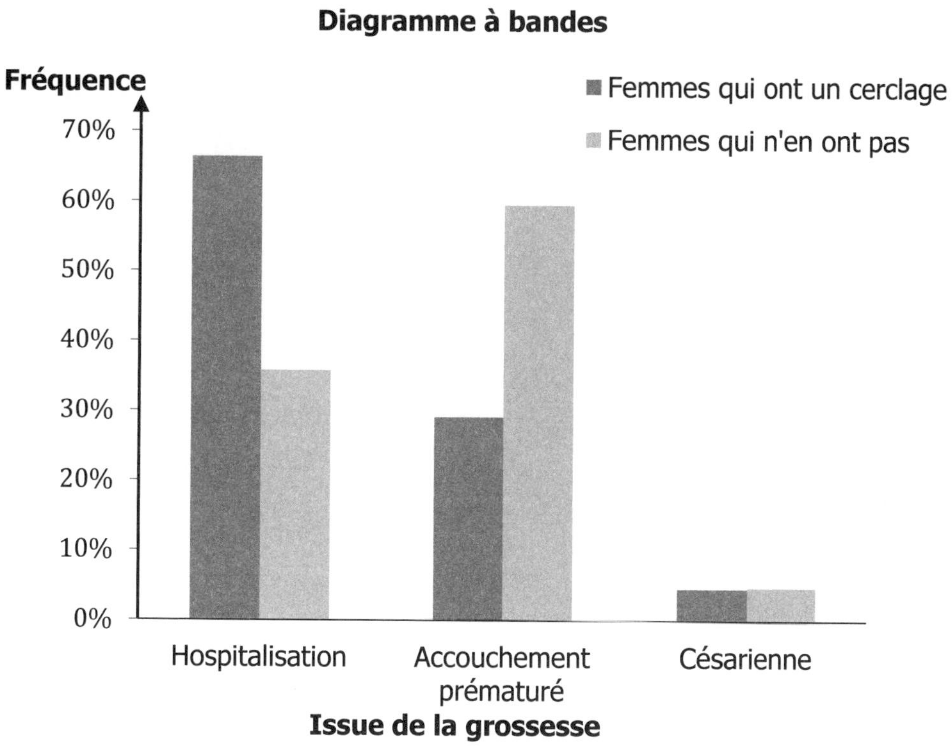

c. L'hospitalisation est plus fréquente chez les femmes qui ont un cerclage que chez celles qui n'en ont pas contrairement à l'accouchement prématuré. Il y a autant de césarienne pour les deux groupes de femmes. On remarque que le col de l'utérus diminue le risque d'accouchement prématuré mais il augmente le risque d'hospitalisation.

Exercice 9

1. Cette collection de nombres s'appelle les statistiques ou la série statistique.
2. Le caractère étudié est la durée de survie exprimée en année. Il est quantitatif continu.
3. Groupe traité :
   - Calcul de l'étendue :

$$E = 5{,}0 - 1{,}5 = 3{,}5$$

   - Calcul de l'amplitude :

   On prendra le nombre de classes N approximativement égal à la racine carrée de la taille de l'échantillon $(n = 35)$. Par exemple $N = 6$

$$k = \frac{E}{N} = \frac{3{,}5}{6} \approx 0{,}6$$

- Tableau des effectifs :

Classe des durées	Effectif
[1,5 , 2,1[	1
[2,1 , 2,7[	1
[2,7 , 3,3[	8
[3,3 , 3,9[	16
[3,9 , 4,5[	5
[4,5 , 5,1[	4
TOTAL	35

Groupe témoin :

- Calcul de l'étendue :

$$E = 5{,}0 - 1{,}5 = 3{,}5$$

- Calcul de l'amplitude :

  On prendra le nombre de classes N approximativement égal à la racine carrée de la taille de l'échantillon $(n = 35)$. Par exemple $N = 6$

$$k = \frac{E}{N} = \frac{3{,}5}{6} \approx 0{,}6$$

- Tableau des effectifs :

Classe des durées	Effectif
[1,5 , 2,1[	5
[2,1 , 2,7[	6
[2,7 , 3,3[	15
[3,3 , 3,9[	4
[3,9 , 4,5[	3
[4,5 , 5,1[	2
TOTAL	35

Les diagrammes qui conviennent sont les histogrammes.

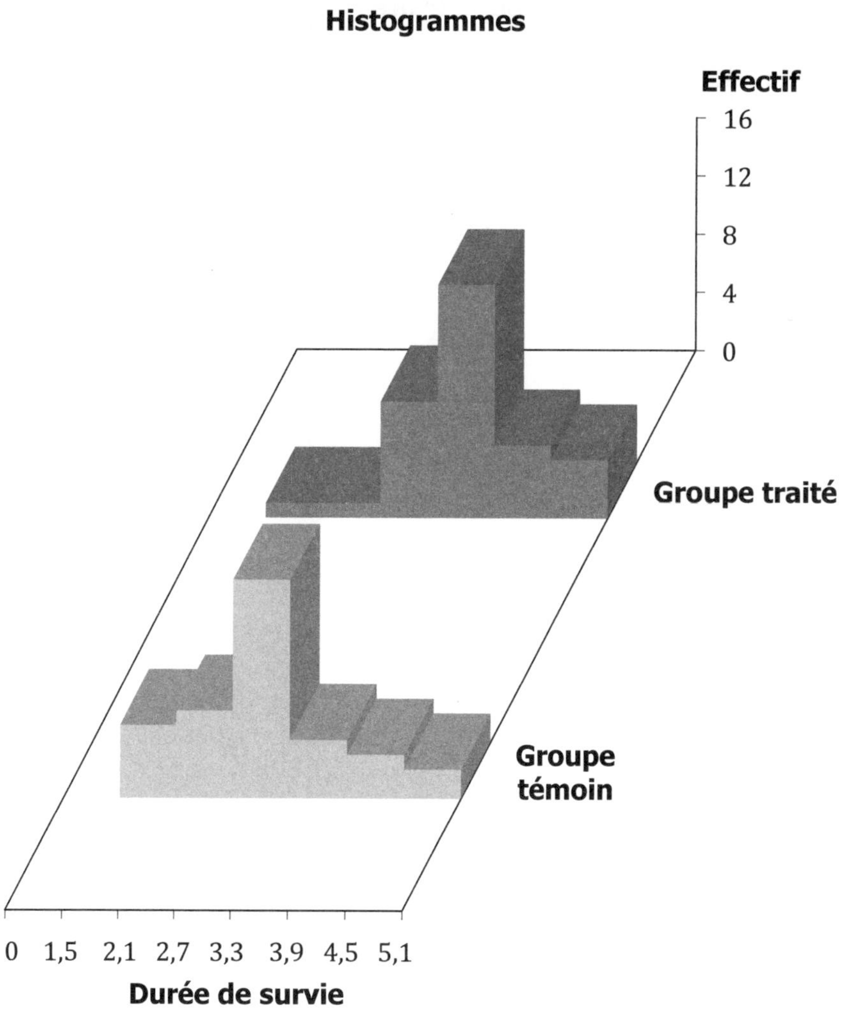

4. Calcul des fréquences et des fréquences cumulées :

	Groupe traité			Groupe témoin		
Classe des durées	n_i	f_i	f_i^c	n_i	f_i	f_i^c
[1,5 , 2,1[	1	0,03	0,03	5	0,14	0,14
[2,1 , 2,7[	1	0,03	0,06	6	0,17	0,31
[2,7 , 3,3[	8	0,23	0,29	15	0,43	0,74
[3,3 , 3,9[	16	0,46	0,75	4	0,11	0,85
[3,9 , 4,5[	5	0,14	0,89	3	0,09	0,94
[4,5 , 5,1[	4	0,11	1	2	0,06	1
TOTAL	35	1		35	1	

5. Groupe traité :

Le mode $m = 3{,}6$ (La classe modale est $[3{,}3\,,3{,}9[$).

On calcule la médiane M par :

$$M = l_1 + k.(l_2 - l_1)$$

où

$$k = \frac{n+1}{2} - \left[\frac{n+1}{2}\right] = 18 - 18 = 0$$

$l_1$et l_2 sont les valeurs de la série statistique ordonnée de rangs $\left[\frac{n+1}{2}\right] = 18$ et $\left[\frac{n+1}{2}\right] + 1 = 19$ respectivement. On a donc $l_1 = 3{,}6$ et $l_2 = 3{,}7$.

D'où la médiane est :

$$M = 3{,}6$$

Groupe témoin :

Le mode $m = 3$ (La classe modale est $[2{,}7\,,3{,}3[$).

On calcule la médiane M par :

$$M = l_1 + k.(l_2 - l_1)$$

où

$$k = \frac{n+1}{2} - \left[\frac{n+1}{2}\right] = 18 - 18 = 0$$

l_1 et l_2 sont les valeurs de la série statistique ordonnée de rangs $\left[\frac{n+1}{2}\right] = 18$ et $\left[\frac{n+1}{2}\right] + 1 = 19$ respectivement. On a donc $l_1 = 3{,}0$ et $l_2 = 3{,}0$.

D'où la médiane est :

$$M = 3{,}0$$

Calcul de la moyenne et de la variance :

Groupe traité :

$$\overline{x} = \frac{1}{n}\sum_{i=1}^{35} x_i = \frac{124,5}{35} = 3,56$$

$$\sigma^2 = \frac{1}{n}\sum_{i=1}^{35} x_i^2 - \overline{x}^2 = \frac{460,89}{35} - (3,56)^2 = 0,49$$

Groupe témoin :

$$\overline{x} = \frac{1}{n}\sum_{i=1}^{35} x_i = \frac{103,1}{35} = 2,94$$

$$\sigma^2 = \frac{1}{n}\sum_{i=1}^{35} x_i^2 - \overline{x}^2 = \frac{326,11}{35} - (2,94)^2 = 0,67$$

6. La durée moyenne des survies chez les sujets traités est plus grande que chez ceux témoins. La dispersion est pratiquement la même.

7. A partir des observations faites sur l'échantillon, on déduit que le traitement prolonge la durée de survie.

Exercice 1

Les numéros d'immatriculations des automobiles d'un pays comportent :

- soit 5 chiffres et 2 lettres.
- soit $1,2,3$ ou 4 chiffres et 4 lettres.

Déterminer dans chaque cas le nombre d'immatriculations possibles.

Exercice 2

Les 12 tomes d'une encyclopédie sont placés au hasard.

1. Combien y a-t-il de manières de les classer ?

2. Combien y a-t-il de manières de les classer sachant que :

   a. le tome 1 est situé de coté gauche du tome 2 ?

   b. les tomes 1 et 2 se situent coté à coté ?

Exercice 3

Les 12 délégués d'une association doivent élire en leur sein un représentant au conseil d'établissement, il n'y a que deux candidats A et B. Un candidat est élu s'il obtient la majorité absolue ; tous les délégués doivent voter pour l'un ou pour l'autre.

1. Déterminer le nombre de votes possibles.

2. Déterminer le nombre de votes possibles pour que A soit élu, pour que B soit élu.

3. Déterminer le nombre de votes possibles pour qu'il y ait ballottage.

Exercice 4

Un atelier comprend 15 ouvriers, 8 femmes et 7 hommes. On choisit dans cet atelier des équipes de 5 ouvriers.

1. Combien d'équipes différentes peut-on former ?

2. Combien d'équipes comportant 3 hommes et 2 femmes peut-on former ?

3. Combien d'équipes comportant au moins 2 hommes et 2 femmes peut-on former ?

4. Reprendre la question 2. sachant que Monsieur X et Madame Y refusent d'y siéger ensemble ?

Exercice 5

Un championnat comporte 13 équipes qui se rencontrent par matchs aller-retour. Combien y a-t-il de matchs ?

Exercice 6

Un sac contient 5 boules numérotées $(1,2,3,5,6)$. On tire successivement 3 boules sans remise. On obtient un nombre de 3 chiffres en alignant les boules de droite à gauche.

1. Combien de nombres différents peut-on obtenir ?
2. Combien de nombres impairs différents peut-on obtenir ?
3. Combien de nombres pairs différents peut-on obtenir ?
4. Combien de nombres multiples de 5 peut-on obtenir ?

Exercice 7

Soient $A_1, A_2, \dots, A_n$ n points distincts du plan $(n \geq 3)$ dont trois quelconques ne sont pas alignés.

1. Combien peut-on tracer de droites qui passent par deux des n points ?
2. En déduire le nombre de diagonales du polygone $A_1, A_2, \dots, A_n$?
3. Combien peut-on définir de vecteurs associés aux bipoints (A_i, A_j) avec $1 \leq i \leq n$ et $1 \leq j \leq n$?

Exercice 8

Le traitement d'un malade nécessite la prise de 5 médicaments comprenant au moins 2 sortes de sirops et 2 sortes de comprimés. Le médecin dispose de 5 sortes de sirops et 7 sortes de comprimés qui auraient des mêmes effets.

1. Combien de façons différentes pourra-t-il rédiger son ordonnance sachant que :
   a. Les 12 médicaments sont disponibles chez les pharmaciens ?
   b. 2 sortes de comprimés ne sont pas disponibles chez les pharmaciens ?
   c. 1 sorte de comprimés et 1 sorte de sirop ne sont pas disponibles chez les pharmaciens ?
2. Combien de façons différentes pourra-t-il rédiger son ordonnance sachant qu'il ne prescrit pas un sirop et un comprimé précis sur la même ordonnance à cause de leurs coûts très élevés ?

Exercice 9

Soit n un nombre entier strictement supérieur à 1. On considère une urne dans laquelle se trouvent :

Une boule portant le numéro 1,

Deux boules portant le numéro 2,

Trois boules portant le numéro 3,

....

n boules portant le numéro n.

1. Combien l'urne contient-elle de boules ?
2. On tire au hasard une boule dans l'urne, tous les tirages sont supposés équiprobables.
   a. On suppose dans cette question que n est pair. Exprimer en fonction de n la probabilité pour que la boule tirée porte :

   - **i.** un numéro pair.
   - **ii.** un numéro impair.
- **b.** Dans cette question, on suppose seulement que le nombre total de boules dans l'urne est 21. Quelle est la probabilité pour que la boule tirée porte un numéro strictement supérieur à 4 ?

Exercice 10

A une loterie comprenant 30 billets dont 8 gagnant (5 gros lots et 3 petits lots), une personne achète 5 billets.

1. Quelle est la probabilité de ne pas gagner de lots ?
2. Quelle est la probabilité de gagner 1 seul lot ?
3. Quelle est la probabilité de gagner 3 lots dont 2 gros lots au moins ?

Exercice 11

Les cultures de tissus végétaux peuvent être infectés soit par des champignons, soit par des bactéries. La probabilité d'une infection par une bactérie est $0{,}08$ et celle d'une infection par un champignon est $0{,}15$.

1. Quelle est la probabilité d'une infection simultanée par bactéries et champignons dans le cas où :
   - **a.** les infections sont indépendantes ?
   - **b.** la présence de champignons empêche le développement des colonies bactériennes dans 50% des cas ?
2. Calculer la probabilité d'une infection qu'elle que soit l'origine dans les deux cas ?

Exercice 12

Un sac contient 9 boules dont 5 sont blanches et 4 rouges. On tire au hasard 2 boules du sac successivement. On demande de calculer dans les deux cas où le tirage est effectué avec ou sans remise la probabilité pour que :

1. les 2 boules soient blanches.
2. les 2 boules soient de même couleur.
3. l'une au moins soit blanche.

Exercice 13

Dans une population il y a 40% de fumeurs et 30% de personnes atteintes d'une certaine maladie respiratoire. Sachant que parmi les fumeurs 60% sont atteints de cette maladie.

1. On tire au hasard une personne de la population, quelle est la probabilité pour qu'elle soit un fumeur et atteinte de la maladie ?
2. On tire au hasard une personne atteinte de la maladie, quelle est la probabilité pour qu'elle soit un fumeur ?

Exercice 14

Une maladie atteint 3% d'une population donnée. Dans ce qui suit on appellera « malades » les individus atteints de cette maladie et « bien portants » ceux qui ne le sont pas. On dispose d'un test pour la détecter. Ce test donne les résultats suivants :

- chez les individus malades, 95% de tests positifs et 5% de tests négatifs ;
- chez les individus bien portants, 2% de tests positifs et 98% de tests négatifs.

On décide d'hospitaliser tous les individus ayant un test positif.

1. Quelle est la probabilité pour qu'un individu pris au hasard de la population ait un test positif ? test négatif ?

2. Quelle est la probabilité pour qu'un individu pris au hasard de l'hôpital soit bien portant ?

3. On considère un échantillon de 10 individus pris au hasard de l'hôpital. Quelle est la probabilité pour qu'il y ait au moins un individu bien portant ?

Exercice 15

L'objet de l'exercice est une application du calcul des probabilités à la génétique. Une première question est consacrée à une étude de suites qui interviennent dans cette application.

A. Soit α un nombre réel non nul différent de 1. On considère les suites $(U_n)_{n\in N}$ et $(V_n)_{n\in N}$ définies par :

$$\begin{cases} U_0 = 0 \quad , \quad V_0 = 1 \\ U_{n+1} = U_n + \dfrac{1-\alpha}{2}.V_n \quad , \quad V_{n+1} = \alpha.V_n \end{cases}$$

1. Exprimer V_n en fonction de n et de α pour tout entier naturel.

2. En déduire U_n en fonction de n et de α pour tout entier naturel.

B. Etant donné un gène possédant un couple d'allèle A et a, on dit qu'une plante est homozygote lorsqu'elle contient les deux mêmes allèles sur une paire de chromosomes homologues ; elle est alors de génotype AA ou aa. Une plante est hétérozygote lorsqu'elle est de génotype Aa. Certaines plantes, par exemple le lupin, se reproduisent par autofécondation : tout se passe pour la descendance comme si on fécondait deux plantes de même génotype, chaque chromosome d'une paire étant sélectionné au hasard. Calculer les probabilités pour qu'une plante de génotype AA, ou Aa, ou aa donne par autofécondation une plante de génotype AA, Aa ou aa. On présentera les résultats sous forme de tableau suivant :

		Génotype de la plante initiale		
		AA	Aa	aa
Génotype du descendant	AA			
	Aa			
	aa			

Ainsi, à l'intersection de la colonne Aa et de la ligne aa on fera figurer la probabilité pour qu'une plante de génotype Aa donne par autofécondation une plante de type aa.

C. Partant d'une plante hétérozygote (génération 0) on constitue par autofécondation des générations successives. On note :

AA_n l'événement « La plante de la $n^{\text{ème}}$ génération est de génotype AA »

Aa_n l'événement « La plante de la $n^{\text{ème}}$ génération est de génotype Aa »

aa_n l'événement « La plante de la $n^{\text{ème}}$ génération est de génotype aa »

On appelle x_n la probabilité de AA_n, y_n la probabilité de Aa_n et z_n la probabilité de aa_n.

1. Calculer x_0, y_0, z_0, x_1, y_1, z_1.
2. Déterminer la relation entre x_{n+1}, x_n et y_n.
3. Déterminer la relation entre y_{n+1} et y_n.
4. En déduire x_n , y_n et z_n en fonction de n.

D. On garde les hypothèses et notations du C. Calculer la probabilité p_n pour qu'une plante de la $n^{\text{ème}}$ génération ne soit pas homozygote. A partir de quelle génération a-t-on $p_n \leq 0{,}01$?

<u>Exercice 16</u>

Dans un échantillon de 1000 patients, on relève 300 personnes malades des poumons, 600 personnes malades du cœur et 200 personnes souffrant d'hypertension.

1. Sachant que 76% des patients souffrent d'hypertension ou de maladies cardiaques, combien y a-t-il de patients souffrant d'hypertension et de maladies cardiaques ?
2. Sachant que 60 patients souffrent de maladies pulmonaire et cardiaques et qu'aucun patient ne souffre simultanément des 3 maladies, combien y a-t-il de patients souffrant d'hypertension et de maladie pulmonaire ?
3. Quelle est la probabilité de trouver un patient souffrant d'hypertension ou de maladie pulmonaire ?

Exercice 17

Trois machines A, B et C produisent respectivement 50%, 30% et 20% du nombre total des pièces fabriquées dans une usine. Les pourcentages de résultats défectueux de ces machines sont respectivement 3%, 2% et 4%. On tire au hasard une pièce et on s'aperçoit qu'elle est défectueuse.

1. Quelle est la probabilité pour que cette pièce provienne de la machine B ? Même question pour la machine C.
2. Une personne a dit que cette pièce défectueuse provienne probablement de la machine B. Ce jugement vous semble-t-il valable ? Justifier.

Exercice 18

Un test T est destiné à déceler la présence d'une maladie M. On sait que dans la population de personnes considérées 20% d'entre elles sont atteintes de la maladie. Le test T révèle la présence de la maladie dans 95% des cas lorsque la maladie est présente. Ce test révèle la présence de la maladie dans 5% des cas lorsque la maladie est absente. On prélève au hasard une personne ayant subi le test T. Le test indique la présence de la maladie. Quelle est la probabilité pour que cette personne soit effectivement atteinte de la maladie ?

Exercice 19

Une population de souris contient 60% de souris grise hétérozygotes Gb et 40% de souris homozygotes GG (le caractère gris G est dominant, le caractère blanc b est récessif). Les unions se font au hasard et chacune des souris transmet à son enfant l'un de ses gènes ; les souris hétérozygotes transmettent à leur enfant G ou b avec la même probabilité $0{,}5$.

1. Dresser un tableau donnant les différentes unions possibles et calculer la probabilité de chacune d'elles.
2. Déterminer la probabilité pour qu'un couple donne naissance à un souriceau GG ? Gb ? bb ?
3. Un couple donne naissance à un souriceau gris. Déterminer la probabilité pour que ce couple soit $GG-GG$? $GG-Gb$? $Gb-Gb$?

Exercice 20

Soient deux événements A et B tels que $A\cap B\neq\varnothing$ et $A\not\subset B$. On rappelle la formule de BAYES :

$$p(B/A)=\frac{p(A/B).p(B)}{p(A/B).p(B)+p\left(A/\overline{B}\right).p\left(\overline{B}\right)}$$

1. On pose :

$$\alpha=\frac{p(A/B)}{p\left(A/\overline{B}\right)}$$

Démontrer la formule :

$$p(B/A) = \frac{\alpha.p(B)}{1 + (\alpha - 1).p(B)}$$

En déduire que $p(B/A)$ est une fonction croissante de $p(B)$.

2. Un test T est destiné à déceler la présence d'une maladie dans une population. Lorsque la maladie est présente, le test révèle dans 99% des cas. Lorsque la maladie est absente, le test indique cette absence dans 99% des cas. Ce test sera considéré comme efficace si, révélant la présence de la maladie chez une personne choisie au hasard dans la population, il y a une probabilité d'au moins $0{,}95$ pour que cette personne soit effectivement atteinte de la maladie.

En utilisant le résultat de la question précédente, déterminer à partir de quel pourcentage de personnes atteintes de la maladie dans la population le test est efficace.

Exercice 21

L'objet du problème est de permettre à un médecin d'évaluer un nouvel examen diagnostique d'une certaine maladie dans une population. Dans ce but, il choisit au hasard un échantillon composé d'un grand nombre de sujets auxquels il applique l'examen diagnostique s'il fait la preuve de son intérêt. Avant qu'il ne réalise son essai, il détermine le pourcentage de sujets atteints de la maladie selon les résultats d'un examen diagnostique de référence (c'est un examen dont l'efficacité a été déjà prouvée) ; il obtient 34% de malades. A l'issue de son essai, il obtient 3% de sujets parmi les malades ainsi que 96% de sujets parmi les non malades ayant des résultats négatifs.

1. Quelle est, en justifiant la réponse, la probabilité pour qu'un sujet :

a. soit atteint de la maladie ?

b. malade présente un résultat positif à l'examen ? Qu'appelle-t-on cette probabilité ?

c. non malade présente un résultat négatif à l'examen ? Qu'appelle-t-on cette probabilité ?

2. Il choisit au hasard un sujet de la population.

a. Quelle est la probabilité pour qu'il ait un résultat positif ? négatif ?

b. Si le sujet présente un résultat positif à l'examen, quelle est la probabilité pour qu'il soit effectivement atteint de la maladie ? Qu'appelle-t-on cette probabilité ?

c. Si le sujet présente un résultat négatif à l'examen, quelle est la probabilité pour qu'il soit effectivement non atteint de la maladie ? Qu'appelle-t-on cette probabilité ?

3. Le médecin a le choix entre deux décisions selon le résultat de l'examen subi par un sujet donné. Il décidera que tout sujet ayant un résultat positif sera considéré comme malade et tout sujet ayant un résultat négatif comme non malade. Une telle décision peut comporter deux erreurs : qu'il déclare la présence de la maladie chez un sujet présentant un résultat positif, alors qu'il est réellement sain (c'est une mauvaise décision) ; que maintenant il déclare l'absence de la maladie chez un sujet présentant un résultat négatif, alors qu'il est réellement malade (c'est encore une mauvaise décision). Les erreurs que le médecin peut commettre sont appelées, en statistique, erreurs de première et de deuxième espèce respectivement. Le but de cette question est d'évaluer ces deux risques d'erreurs.

   a. Un sujet donne un résultat positif à l'examen ; le médecin déclare la présence de la maladie chez ce sujet. Quelle est la probabilité pour que le médecin commette une erreur de décision ?

   b. Un sujet donne un résultat négatif à l'examen ; le médecin déclare l'absence de la maladie chez ce sujet. Quelle est la probabilité pour que le médecin commette encore une fois une erreur de décision ?

4. Présenter, à partir de la question précédente, la probabilité de chaque éventualité du tableau ci-dessous puis donner une conclusion en ce qui concerne la valeur du nouvel examen diagnostique.

		REALITE	
		Non malade	**Malade**
DECISION DU MEDECIN	**Non malade**		
	Malade		

5. Une fois que le nouvel examen aura fait la preuve de sa contribution diagnostique, il faudra le comparer à l'examen diagnostique de référence. Entre quelles probabilités devra-t-on comparer ?

Exercice 22

On lance deux dés discernables. Soit la variable aléatoire X le point marqué par le premier dé, Y le point marqué par le deuxième dé.

On pose :

$$S = X + Y \quad \text{et} \quad D = |X - Y|$$

1. Déterminer la loi de probabilité de S et celle de D.

2. Calculer $P\big((S,D) = (4\,,2)\big)$ et $P\big((S,D) = (6\,,5)\big)$.

3. S et D sont-elles indépendantes ?

4. Peut-on prévoir la réponse de 3. pour une raison d'arithmétique ?

Exercice 23

Un rat est enfermé dans une cage à quatre portes d'apparence identique, dont une seule s'ouvre.

1. Le rat n'a aucune mémoire: Il choisit à chaque essai de façon équiprobable entre les 4 portes. Déterminer la probabilité pour que le rat sorte :
   - **a.** Au bout de la 3ème fois ?
   - **b.** Au bout de la 7ème fois ?
2. Le rat a une mémoire parfaite: A chaque nouvel essai, il évite les mauvaises portes choisies précédemment et il choisit de façon équiprobable entre celles qu'il n'a pas encore essayées. Le nombre d'essais effectués par le rat est une v.a. X Déterminer :
   - **a.** la loi de probabilité de X.
   - **b.** l'espérance mathématique $E(X)$ et la variance $V(X)$.
   - **c.** Déterminer la fonction de répartition de X.

Exercice 24

On considère X la v.a. continue et positive qui représente le temps d'attente d'un événement. On suppose que le phénomène d'attente suit la loi exponentielle de paramètre $\lambda > 0$. (On dit qu'une v.a. X continue et positive suit la loi exponentielle de paramètre $\lambda > 0$ si sa densité de probabilité f est définie par :

$$f(x) = \lambda . e^{-\lambda x} \quad , \quad x \geq 0$$

1. Tracer le graphe de f.
2. Déterminer la fonction de répartition F de X puis tracer son graphe.
3. Déterminer la probabilité pour que l'événement étudié se réalise au bout d'un temps t.
4. Calculer l'espérance mathématique et la variance de X.

Application 1 : Durée de vie d'un équipement

Considérons un équipement d'un modèle bien déterminé (équipements spatiaux par exemple) dont la durée moyenne de vie est 10 ans. On suppose que la durée de vie suit une loi exponentielle de paramètre $\lambda > 0$.

1. Donner l'expression de la probabilité pour que l'équipement survive au bout d'un temps t exprimé en année. Calculer cette probabilité pour $t = 5, 9, 15$ ans.
2. Déterminer la probabilité pour que l'équipement ayant survit 8 ans ne dépasse pas 13 ans.
3. Au bout de combien de temps l'équipement aurait 10% de chances d'être hors d'usage ?

Application 2 : Datation des roches

Une roche contient au moment de sa formation un isotope radioactif de longue période. On peut déduire son âge en mesurant la proportion α d'isotope radioactif qui s'est désintégrée. Soit T durée moyenne de vie de l'atome de l'isotope radioactif (le temps d'attente de la mort d'un atome de l'isotope radioactif suit la loi exponentielle de paramètre $\lambda > 0$).

1. Donner l'expression de la probabilité pour qu'un atome de l'isotope radioactif survive au bout d'un temps t.
2. En déduire l'expression de l'âge de la roche en fonction de α et T.

N.B. : Actuellement, cette méthode est couramment utilisée et permet des datations à 1% ou 2% allant de $4{,}6$ milliards d'années (âge des roches les plus anciennes) à dix ou vingt mille ans. Les réactions nucléaires utilisées sont les suivantes (pour les trois premières, il existe des réactions intermédiaires que nous n'avons pas indiquées) :

	$\lambda\,(\mathbf{1/an})$
Uranium 238 → **Plomb** 206	$0{,}155.10^{-9}$
Uranium 235 → **Plomb** 207	$0{,}985.10^{-9}$
Thorium 232 → **Plomb** 208	$0{,}495.10^{-10}$
Rubidium 87 → **Strontium** 87	$1{,}420.10^{-11}$
Samarium 147 → **Néodyme** 143	$0{,}654.10^{-11}$
Potassium 40 → **Argon** 40	$5{,}320.10^{-10}$

Exercice 25

Soit la v.a. T, le temps d'attente par minute pour l'arrivée d'un autobus à une station. Pour représenter ce phénomène, on considère la densité de probabilité de T définie par:

$$f(x) = \begin{cases} \dfrac{t}{16} & 0 \leq t < 4 \\ \dfrac{1}{2} - \dfrac{t}{16} & 4 \leq t < 8 \\ 0 & t \geq 8 \end{cases}$$

1. Déterminer la fonction de répartition F de T.
2. Calculer $E(T)$ et $V(T)$.
3. Un individu projette de ne pas attendre un autobus plus de 6 minutes.

a. Quelle est la probabilité pour qu'il prenne un autobus ?

b. Il attend déjà 3 minutes. Quelle est la probabilité conditionnelle pour qu'il prenne un autobus ?

Exercice 26

Deux joueurs A et B conviennent du jeu suivant, qui se présente comme une succession de parties. Au départ A et B misent chacun 1 Dinar (DA) et lancent chacun d'eux une pièce de monnaie parfaitement équilibrée. Si l'un amène « pile » et l'autre « face », le jeu s'arrête et la mise sera récupérée par celui qui a obtenu « pile » ; dans les autres cas, la partie est nulle, les joueurs doublent la mise et engagent une nouvelle partie. Et ainsi de suite jusqu'à ce qu'il y ait un gagnant ou que la vingtième partie s'achève sur un nul (auquel cas les joueurs récupèrent leurs mises respectives).

Pour tout entier naturel n compris entre 1 et 20, on considère les événements :

A_n « Le jeu se termine à la $n^{\text{ème}}$ partie par le gain de A »

B_n « Le jeu se termine à la $n^{\text{ème}}$ partie par le gain de B »

N_n « La $n^{\text{ème}}$ partie est une partie nulle »

On pose :

$$x_n = p(A_n) \qquad y_n = p(B_n) \qquad z_n = p(N_n)$$

1. Calculer x_1, $y_1$et z_1.

a. Exprimer, pour tout n compris entre 1 et 19, x_{n+1}, y_{n+1} et z_{n+1}en fonction de z_n.

b. Déduire, pour tout n compris entre 1 et 20, x_n, $y_n$et z_n en fonction de n.

2. On considère la v.a. X le nombre de Dinars mis en jeu lors de la partie qui conclut le jeu (c'est à dire récupérés par le gagnant ou partagés entre les deux joueurs dans le cas où le jeu s'achève sur un nul)

a. Quelles sont les valeurs que peut prendre la v.a. X ?

b. Donner la loi de probabilité de la v.a. X.

c. Calculer l'espérance mathématique et la variance de la v.a. X.

Exercice 27

Un joueur lance des fléchettes sur une cible circulaire formée de quatre régions concentriques numérotées $10, 5, 2, 1$ à partir de la région centrale :

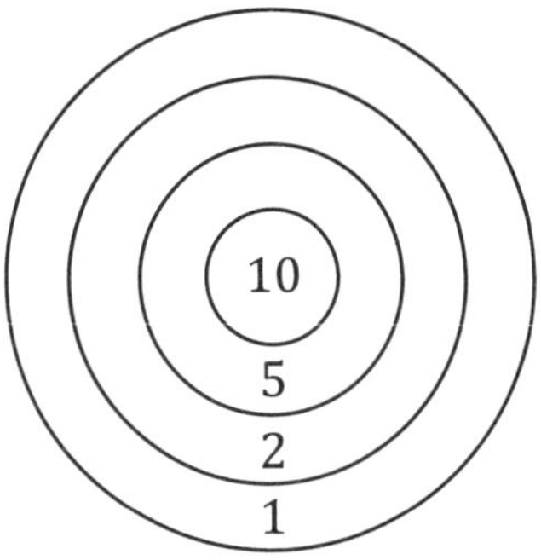

On peut admettre que :

i. Lors d'un lancer, le joueur atteint la cible avec la probabilité de $0{,}6$;

ii. Sachant qu'il atteint la cible, la probabilité qu'il lance la fléchette dans la zone numérotée « i » est $\frac{k}{i}$ (où k est un nombre indépendant de i).

Lors d'un lancer, le joueur marque 0 s'il manque la cible et marque i points s'il lance sa flèche dans la zone numérotée i de la cible.

1. On appelle X la v.a. « nombre de points marqués lors d'un lancer ».

- **a.** Calculer la probabilité $P(X = 0)$.
- **b.** Pour $i = 1,2,5,10$, exprimer en fonction de k et de i la probabilité $P(X = i)$.
- **c.** En déduire la valeur de k et donner la loi de probabilité de la v.a. X.
- **d.** Calculer l'espérance mathématique et la variance de X.

2. Le joueur lance trois fléchettes de suite, les lancers étant deux à deux indépendants. Une telle expérience de lancers sera représentée par la suite des trois marques réalisées, par exemple $(5\ 2\ 0)$ si le joueur a atteint la zone marquée 5 lors du premier lancer, la zone marquée 2 lors du deuxième et a manqué la cible lors du troisième.

- **a.** Quelle est la probabilité que le joueur marque 30 points en trois lancers ?
- **b.** Calculer la probabilité que le joueur marque $(10\ 10\ 5)$. En déduire la probabilité que le joueur marque 25 points lors des trois lancers.
- **c.** Calculer la probabilité que le joueur marque au moins 25 points lors des trois lancers.

Exercice 28

On admettra que pour chaque naissance, la probabilité de chaque sexe est égale à $0{,}5$.

1. On considère le cas de 12 naissances par jour dans un hôpital.

- **a.** Quelle est la probabilité de trouver 7 garçons ?
- **b.** Quelle est la probabilité de ne trouver aucun garçon ?

c. Quelle est la probabilité de trouver au moins 11 garçons ?

d. Calculer la moyenne, la variance et l'écart-type du nombre de garçons.

2. On considère maintenant le cas de n naissances (n entier strictement positif)

a. Calculer, en fonction de n, la probabilité pour qu'il naisse au moins un garçon.

b. Combien de naissances faut-il prévoir pour que la probabilité d'avoir au moins un garçon devienne supérieure à $0{,}99$?

Exercice 29

Une étude des fichiers de la sécurité sociale concernant une région, montre qu'en 1990, 17% des personnes de moins de 70 ans ainsi que 75% des personnes âgées de 70 ans ou plus ont été vaccinées contre la grippe. On sait que les personnes de 70 ans ou plus représentent 12% de la population de cette région.

1.

a. On prend une personne au hasard. Quelle est la probabilité pour que celle-ci soit vaccinée ?

b. On prend une personne vaccinée. Quelle est la probabilité pour que ce soit une personne de moins de 70 ans ?

2.

a. On choisit 10 personnes de moins de 70 ans au hasard. Calculer la probabilité pour que trois d'entre elles exactement soient vaccinées.

b. On choisit maintenant n personnes de moins de 70 ans de façon indépendante.

i. Calculer en fonction de n la probabilité pour qu'aucune d'elles ne soit vaccinée.

ii. En déduire la probabilité pour que l'une d'entre elles au moins soit vaccinée. Quel nombre minimum n de ces personnes faut-il choisir pour que cette probabilité soit supérieure ou égale à $0{,}9$?

Exercice 30

On sait que les jumeaux peuvent être de vrais jumeaux auquel cas ils sont de même sexe ou de faux jumeaux auquel cas la probabilité pour qu'ils soient de même sexe est égale à $0{,}5$. On suppose connue la probabilité p que deux enfants jumeaux soient de vrais jumeaux.

1. Déterminer, en fonction de p la probabilité pour que deux enfants jumeaux soient de même sexe.

2. Déterminer, en fonction de p, la probabilité pour que deux enfants jumeaux soient de vrais jumeaux sachant qu'ils sont de même sexe.

3. Dans une maternité, il y a n naissances de jumeaux par an. Déterminer le nombre moyen de naissances de jumeaux de même sexe puis déterminer, en fonction de n et p, la probabilité pour que tous les jumeaux soient de sexe différent.

Exercice 31

Le groupe sanguin d'un individu peut être AB, A, B ou O. D'autre part, chaque individu peut avoir un rhésus positif $(+)$ ou négatif $(-)$. La possibilité de recevoir du sang sans accident dépend de deux facteurs : Le groupe sanguin et le facteur rhésus. En ce qui concerne le groupe sanguin, on utilisera le tableau suivant :

Groupe	Peut recevoir du sang sans accident de :
AB	Tous les groupes
A	O ou A
B	O ou B
O	O

En ce qui concerne le facteur rhésus, un individu de rhésus $+$ peut recevoir sans accident du sang de rhésus $+$ ou $-$ et un individu de rhésus $-$ ne peut recevoir sans accident que du sang de rhésus $-$ Dans une population, un individu pris au hasard a la probabilité : D'une part, $0{,}43$ d'être du groupe A, $0{,}12$ d'être du groupe B, $0{,}05$ d'être du groupe AB et $0{,}4$ d'être du groupe O. D'autre part, $0{,}85$ d'être de rhésus $+$ et $0{,}15$ d'être de rhésus $-$.

1. Quelles sont les probabilités des 8 groupes dans la population considérée ?
2. Dans un hôpital, un malade du groupe B^- doit subir une transfusion sanguine.
   a. Un donneur quelconque se présente. Quelle est la probabilité pour que ce donneur ait un groupe compatible avec le malade ?
   b. Trois donneurs quelconques se présentent. Quelle est la probabilité pour que deux d'entre eux aient un groupe compatible avec le malade ?
3. Reprendre les questions précédentes pour un malade du groupe O^+.
4. On suppose maintenant qu'il y a un deuxième malade dont on ne connaît le groupe.
   a. Un donneur quelconque se présente. Quelle est la probabilité pour que ce donneur ait un groupe compatible avec le malade ?
   b. Trois donneurs quelconques se présentent. Quelle est la probabilité pour qu'au moins un d'entre eux aient un groupe compatible avec le malade ?

c. Combien doit-on recevoir de donneurs pour que la probabilité d'avoir au moins un d'entre eux du groupe compatible avec le deuxième malade soit supérieure ou égale à $0{,}95$?

Exercice 32

On étudie la descendance d'un homme aux yeux bruns porteur du génotype aA constitué par deux gènes différents a et A, au sein d'une population homogène constituée d'individus aux yeux bleu tous porteurs du génotype AA. Chaque individu aA peut transmettre à son enfant soit le gène a, soit le gène A, avec la même probabilité $0{,}5$.

1. Quelle est la probabilité pour qu'un enfant de l'homme aux yeux bruns ait également les yeux bruns ?
2. Quelle est la probabilité pour qu'un petit enfant de l'homme aux yeux bruns ait également les yeux bruns ?
3. Si la descendance de l'homme aux yeux bruns comprend à la deuxième génération trois petits enfants, donner l'expression de la probabilité pour que k d'entre eux aient également les yeux bruns. Calculer pour $k = 0{,}1{,}2{,}3$.
4. Calculer le nombre moyen de petits enfants ayant les yeux bruns par famille dans un ensemble de trois petits enfants, constituées dans les mêmes conditions.

Exercice 33

L'objet de l'exercice est de comparer l'efficacité de deux méthodes pour réaliser dans un délai très court une analyse médicale sur 1000 personnes. Cette analyse doit permettre de déterminer la présence (résultat $+$) ou l'absence (résultat $-$) d'une certaine maladie dont on sait qu'elle atteint un individu donné avec la probabilité $0{,}01$. L'origine des personnes est telle que l'on admet que les résultats des tests individuels sont des événements deux à deux indépendants.

Dans la méthode A, on analyse séparément les prélèvements du sang effectués sur chaque personne, ce qui conduit à réaliser 1000 analyses.

Dans la méthode B, on répartit d'abord les 1000 personnes en n groupes de k personnes chacun (soit $n.k = 1000$) ; on mélange les prélèvements effectués sur les k personnes d'un même groupe et on fait l'analyse. Si le résultat d'une telle analyse est négatif pour un groupe, on arrête ; s'il est positif, on analyse alors séparément le sang des k personnes qui composent ce groupe.

A. Dans cette question, on établit un résultat qui sera utilisé au C. pour comparer les méthodes A et B. Soit f la fonction numérique de variable réelle définie dans l'intervalle$[1\,,1000]$ par :

$$f(x) = 10.\left(x + \frac{100}{x}\right)$$

Dresser le tableau de variation de f. Résoudre l'équation $f(x) = 1000$ et déterminer l'ensemble des x tels que $f(x) < 1000$.

B. Dans cette question, on procède à l'étude de la méthode B. Si l'analyse du mélange des prélèvements effectués sur un groupe donne un résultat négatif, on dira que le groupe est négatif ; dans le cas contraire, on dira que le groupe est positif.

1. Soit la v.a. T, le nombre de personnes atteinte de la maladie dans un groupe.

a. Déterminer la loi de probabilité de T.

b. Quelle est la probabilité p pour qu'un groupe soit négatif ? En déduire la probabilité q pour qu'un groupe soit positif ?

2. Soient les v.a. X, le nombre de groupes négatifs et Y, le nombre de groupes positifs.

a. Déterminer la loi de probabilité de X et Y.

b. Déterminer $E(X)$ et $E(Y)$ en fonction de n et de k.

3. On considère maintenant la v.a. Z, le nombre d'analyses dans la méthode B. Combien d'analyses fait-on au total avec la méthode B ? Indication : Exprimer Z en fonction des v.a. X et Y puis calculer l'espérance mathématique de Z.

C. Dans cette question, on procède à la comparaison des méthodes A et B. On convient de remplacer $(0{,}99)^k$ par la valeur approchée $1 - \frac{k}{100}$ (cette approximation est prouvée par la formule de TAYLOR).

1. Donner la valeur approchée de $E(Z)$ en fonction de k.

2. Pour quelles valeurs de k la méthode B est plus efficace que la méthode A ?

3. Pour quelle valeur de k la méthode B est-elle la plus efficace ?

N.B. : Cette méthode a été utilisée par l'armée américaine durant la seconde guerre mondiale.

Exercice 34

Une étude statistique peut permettre de réduire le nombre d'analyses nécessaire pour le dépistage systématique de certaines maladies. On prend l'exemple d'une réaction sérologique concernant le dépistage d'une certaine maladie. Dans une population, la probabilité pour qu'une personne prise au hasard ait une réaction sérologique est de $0{,}2$. On suppose qu'il y a en moyenne six personnes examinées pendant une heure de consultation. Dans la méthode classique, on examine séparément chaque personne au cours de 1000 heures de consultation, ce qui conduit à réaliser 6000 analyses.

A. Dans cette question, on procède à la méthode A. Cette méthode consiste à faire, à chaque heure, une première analyse groupée d'un mélange de six sérums. Si l'analyse est négative, on arrête ; si elle est positive on fait les six analyses individuelles.

1. Quelle est la probabilité pour que, sur six personnes examinées pendant une heure de consultation, aucune ne soit atteinte ?
2. En déduire la probabilité de faire une analyse par heure et celle d'en faire sept ?
3. Quel est le nombre moyen d'analyses que l'on fera par cette méthode au cours de 1000 heures de consultation ?

B. On procède maintenant à une autre méthode (appelée méthode B) qui consiste à examiner en groupant les analyses par deux (on a donc 3000 groupes de deux personnes au cours de 1000 heures de consultation). Si l'analyse est négative (on dira que le groupe est négatif), on arrête ; si elle est positive on fait l'analyse d'une première personne, si cette dernière est négative (groupe semi-positif) alors on est complètement renseigné par le résultat de l'analyse de l'autre personne. Sinon (groupe positif), on devra faire l'analyse de la deuxième personne.

1. Quelle est la probabilité pour qu'un groupe soit négatif ?
2. Si l'analyse du mélange est positif, quelle est la probabilité pour que le groupe soit :
   - **a.** semi positif ?
   - **b.** positif ?
3. En déduire la probabilité de faire une analyse, celle d'en faire deux et celle d'en faire trois ?
4. Quel est le nombre moyen d'analyses que l'on fera par cette méthode au cours de 1000 heures de consultation ?

C. Quelle est la méthode la plus efficace ?

Exercice 35

Sur la population de 10000 personnes, on a observé 200 albinos et on s'intéresse au nombre d'albinos que l'on peut observer sur un échantillon de 100 personnes prises au hasard.

1. Quelle est la probabilité pour qu'une personne prise au hasard de la population soit albinos ? Justifier votre réponse.
2. Quelle est la v.a. considérée ici ? Quelle est la loi de probabilité suivie exactement par cette variable ?
3. Calculer la moyenne et l'écart-type de cette variable.
4. Déterminer la probabilité pour que sur 100 personnes :
   - **a.** une personne soit albinos ?
   - **b.** plus de deux personnes soient albinos ?

Exercice 36

Le sang de tout être humain possède une caractéristique appelée facteur rhésus. Cette caractéristique peut revêtir deux formes qu'on appelle R^+ et R^-. Pour chacun des deux sexes, la probabilité pour qu'une personne soit R^+est $0{,}85$; celle qu'elle soit R^- est $0{,}15$.

1. La formation d'un couple est indépendante du facteur rhésus. Dresser un tableau donnant les diverses possibilités de rhésus pour un couple et calculer la probabilité de chacune d'elles.
2. Chez les couples où l'homme est R^+et la femme R^-, il se produit dans 8% des naissances des accidents qui nécessitent un traitement spécial du nouveau-né. Déterminer la probabilité pour qu'un nouveau-né d'un couple dont on ne connaît pas le facteur rhésus doive subir ce traitement.
3. Dans une maternité, il y a en moyenne 100 naissances par mois. On considère la v.a. X, le nombre de nouveau-nés qui doivent subir le traitement spécial.
   a. Quelle est la loi de probabilité suivie par X? Calculer la moyenne de X.
   b. Quelle est la probabilité pour qu'il se présente plus d'un cas à traiter durant le même mois ?
   c. Le premier enfant né dans un mois doit subir ce traitement ; quelle est la probabilité pour qu'un second enfant, né dans le même mois, ait également à subir ce traitement ?

Exercice 37

On considère une population adulte où chaque individu porte un couple de gènes chacun étant, soit du type X, soit du type x. Les individus XX et les hétérozygotes Xx (ou xX) sont normaux, et les individus xx sont anormaux. Les proportions des trois génotypes XX, Xx et xx dans la population sont respectivement 70%, 20% et 10% indépendamment du sexe. Les unions se font au hasard et chacun des parents transmet à son enfant un de ses gènes. Les parents hétérozygotes transmettent X ou x avec la même probabilité $0{,}5$.

1. Dénombrer tous les types d'unions possibles suivant le génotype du père et de la mère et déterminer la probabilité de chaque type.
2. Déterminer la probabilité pour qu'un enfant ait le type :
   a. XX
   b. Xx
   c. xx
3. Déterminer la probabilité pour qu'un couple donne naissance à deux enfants anormaux parmi trois enfants.

4. Un couple a donné trois enfants dont deux seulement sont anormaux. Déterminer la probabilité pour que ce couple soit :

a. Xx et Xx

b. Xx et xx

5. Calculer le nombre moyen d'enfants anormaux dans une classe de 25 enfants et déterminer la probabilité pour que tous les enfants d'une classe de 25 soient normaux.

Exercice 38

L'observation de 200 personnes hospitalisées a montré que les résultats d'une série de tests sont tous négatifs pour 10 d'entre elles et partiellement positifs pour les autres.

1. Quelle est la probabilité pour que tous les tests d'une personne soient négatifs ? Justifier votre réponse.

2. On considère la v.a. X, le nombre de tests positifs par personne. Quelle est la valeur moyenne de X sachant que X suit une loi de POISSON.

3. Quelle est la probabilité pour qu'une personne ait au moins un test positif dans une série de tests ?

Exercice 39

Soit T une v.a. normale centrée réduite. Calculer :

1. $P(-1{,}96 \leq T \leq 1{,}96)$

2. $P(T \geq 1{,}96)$

3. $P(-0{,}42 \leq T \leq 1{,}15)$

4. $P(-2{,}55 \leq T \leq 1{,}37)$

5. $P(0{,}18 \leq T \leq 0{,}89)$

6. Pour quelle valeur de x on a :

$$P(-x \leq T \leq x) = 0{,}99\,?$$

Exercice 40

Soit X une v.a. normale de moyenne $m = 20$ et de variance $\sigma^2 = 25$.

1. Calculer la probabilité des événements :

a. $X \leq 24$

b. $X \geq 18{,}2$

c. $21 \leq X \leq 21{,}5$

2. Trouver les valeurs a , b, c et d telles que :

a. $P(X \leq a) = 0{,}6$

b. $P(X \leq b) = 0{,}36$

c. $P(X \geq c) = 0{,}8$

d. $P(m - d \leq X \leq m + d) = 0{,}21$

Exercice 41

Pour une certaine population, la concentration d'une substance du sang est théoriquement une v.a. normale de moyenne 125 et d'écart-type 10. Quelle est la probabilité pour qu'un individu ait une concentration :

1. inférieure à 110 ?

2. comprise entre 120 et 130 ?

Exercice 42

Dans une population, la taille d'une personne est distribuée suivant une loi normale de moyenne $169\ cm$ et d'écart-type $5{,}6\ cm$.

1. Quelle est la probabilité pour que la taille d'une personne soit inférieure à $155\ cm$? Même question dont la taille est supérieure à $172\ cm$.

2. De part et d'autres de la moyenne, quelles sont les tailles qui limitent 70% de la population ?

Exercice 43

Dans une population, la probabilité pour qu'une personne présente un certain caractère A est de $0{,}4$. On prend 2400 personnes au hasard dans cette population et on s'intéresse à la répartition des personnes présentant le caractère A parmi ces 2400 personnes.

1. Quelle est la v.a. considéré ici ? Quelle est la loi de probabilité suivie exactement par cette variable ? Donner ses paramètres.

2. Calculer la moyenne et la variance de cette variable.

3. Quelle est la probabilité d'avoir plus de 1000 personnes présentant le caractère A et celle d'en avoir entre 888 et 1008 ?

Exercice 44

Dans une population humaine, la concentration d'une substance S du sang est théoriquement une v.a. normale. Une étude portant sur un grand nombre de personnes de cette population a permis d'établir que 60% ont une concentration de S inférieure à 100 ainsi que 5% ont une concentration supérieure à 120.

1. Quelle est la probabilité pour que la concentration de S d'une personne prise au hasard de la population soit supérieure à 100 ? Justifier votre réponse.

2. Déterminer la moyenne et l'écart-type de la concentration de S.

3. Quelle est la probabilité pour que la concentration de S d'une personne prise au hasard de la population soit supérieure à 125 ?

4. Si on admet que le seuil pathologique est de 125, quel est le nombre de personnes à soigner dans une population de 10000 personnes ?

5. Il s'avère que 10% de la population considérée sont pathologiques. Déterminer le seuil pathologique.
6. Peut-on dire que la variation du seuil pathologique entraîne une variation dans le même sens du nombre de personnes à soigner dans la population ? Justifier votre réponse.

Exercice 45

Dans une population humaine, la mesure de la quantité d'urée dans le sang exprimée en $mg/100\,ml$ a donné les résultats suivants :

la moyenne $m = 27\,mg/100\,ml$; la variance $V = 25\,(mg/100\,ml)^2$.

On suppose que la quantité d'urée est distribuée suivant une loi normale.

1. On prend un individu au hasard, quelle est la probabilité que chez cet individu, la quantité d'urée soit inférieure à $24{,}5\,mg/100\,ml$?
2. Si la mesure pour un individu est supérieure à une certaine valeur α alors il est pathologique. Déterminer α telle qu'il y ait $2{,}8\%$ d'individus pathologiques.

Exercice 46

On a constaté que la répartition du taux de cholestérol pour un grand nombre de personnes est la suivante :

Taux inférieur à $165\,cg$: 58%

Taux compris entre 165 et $180\,cg$: 38%

Taux supérieur à $180\,cg$: 4%

On suppose que le taux de cholestérol est distribué suivant une loi normale.

1. Quelle est la probabilité pour que le taux d'une personne prise au hasard soit supérieur à $165\,cg$?
2. Calculer la moyenne et l'écart-type du taux de cholestérol.
3. On admet que les personnes dont le taux de cholestérol est supérieur à $184\,cg$ doivent subir un traitement. Quel est le nombre de personnes à soigner dans une population de 100000 personnes ?

Exercice 47

Une clinique reçoit chaque nuit 6 blessés de la route choisis au hasard sur l'ensemble des blessés de la région.

1. Sachant que sur un grand nombre des blessés de la route, la probabilité d'avoir un cas grave est $0{,}2$. Calculer la probabilité pour que la clinique :
   a. ne reçoive aucun cas grave chaque nuit.
   b. en reçoive un.
   c. en reçoive plus d'un.

2. Compte tenu de ses autres obligations, le chirurgien de la clinique ne peut s'occuper chaque nuit que d'un seul blessé nécessitant une opération urgente. S'il se présente plus d'un cas grave dans la nuit, on fait appel à un autre chirurgien de l'extérieur qui s'occupe de tous les autres cas graves.
   a. Quelle est la probabilité pour que pendant une semaine ce dernier soit dérangé au moins une nuit ?
   b. Quelle est la probabilité pour qu'il soit dérangé plus du tiers de ses nuits au cours d'une année de travail de 300 jours ?
3. Sachant que le chirurgien de la clinique travaille 300 jours par an, combien de nuits par an doit-il s'attendre à être dérangé ?

Exercice 48

Dans une population donnée, la taille des individus suit une loi normale de moyenne m et d'écart-type σ.

1. On prend un individu au hasard, quelle est la probabilité pour que sa taille soit supérieure à m ?
2. Quelle est la probabilité pour que sa taille soit supérieure à $m + \sigma$?
3. On prend un échantillon de 10 individus et on s'intéresse au nombre d'individus de taille supérieure à $m + \sigma$.
   a. Quelle est la v.a. considéré ici ? Quelle est la loi de probabilité suivie par cette variable ? Donner ses paramètres.
   b. Quelle est la probabilité de trouver au moins un individu de taille supérieure à $m + \sigma$ dans un échantillon de 10 individus ?

Exercice 49

Un homme travaille 250 jours par an. Son trajet pour se rendre à son bureau dure en moyenne $43mn$ avec un écart-type de $3mn\ 30s$ (on suppose que la durée est distribuée suivant une loi normale). Il commence à $9h00$ et quitte sa maison à $8h10$. Combien de jours par an doit-il s'attendre à être en retard ?

Exercice 50

Dans une population de $500\ 000$ sujets sains, on a constaté que le taux moyen d'urée dans le sang est de $26\ mg/100\ ml$ et $360\ 000$ sujets ont un taux compris entre $21{,}14$ et $30{,}86\ mg/100\ ml$.

1. Quelle est la probabilité pour qu'un sujet ait un taux d'urée compris entre $21{,}14$ et $30{,}86\ mg/100\ ml$? Justifier votre réponse.
2. On admet que le taux d'urée dans la population considérée est répartit selon une loi normale.
   a. Déterminer la variance du taux d'urée.
   b. Quelle est la probabilité pour que le taux d'urée d'un sujet soit inférieur à $31\ mg/100\ ml$?

3. Dans une population de sujets atteints de l'urémie (excès de l'urée dans le sang), on a constaté que le taux moyen de l'urée est de $40\,mg/100\,ml$ avec un écart-type de $3{,}5\,mg/100\,ml$ (on admet que le taux d'urée dans cette population est également répartit selon une loi normale).

   a. On prélève au hasard un sujet atteint de l'urémie. Quelle est la probabilité, que chez ce sujet, le taux d'urée soit inférieur à $33{,}4\,mg/100\,ml$?

   b. On prélève au hasard un sujet sain. Quelle est la probabilité, que chez ce sujet, le taux d'urée soit supérieur à $33{,}4\,mg/100\,ml$?

4. Un médecin choisit le taux d'urée $33{,}4\,mg/100\,ml$ comme étant le seuil pathologique c'est-à-dire il décidera que tout sujet ayant le taux supérieur à $33{,}4\,mg/100\,ml$ est malade et tout sujet ayant le taux inférieur à $33{,}4\,mg/100\,ml$ est normal.

   a. Un sujet a donné le taux $33{,}8\,mg/100\,ml$; le médecin déclare qu'il est malade. Déduire de la question 3. la probabilité pour que le médecin commette une erreur de décision ? cette probabilité s'appelle risque d'erreur de première espèce.

   b. Un autre sujet a donné le taux $33{,}1\,mg/100\,ml$; le médecin déclare qu'il est normal. Déduire de la question 3. la probabilité pour que le médecin commette encore une fois une erreur de décision ? cette probabilité s'appelle risque d'erreur de deuxième espèce.

   c. Le seuil pathologique choisit par le médecin est-il acceptable ? Justifier votre réponse.

5. On considère maintenant la population totale (population des sujets sains et celle des sujets atteints de l'urémie), il s'avère que les sujets atteints de cette maladie représentent 18% de la population totale. On prélève au hasard un sujet et on mesure sa quantité d'urée ; le résultat a donné un taux supérieur à $33{,}4\,mg/100\,ml$. Quelle est la probabilité pour que le sujet soit effectivement atteint de l'urémie ?

STATISTIQUE PROBABILISTE

Corrigés

Exercice 1

Le nombre d'immatriculations possible est :

- $9.10^4.26^2$
- $9.26^4.(1+10+10^2+10^3)$

Exercice 2

Le nombre de manières de les classer est :

1. $12!$

2.

a. $11!$

b. $2.11!$

Exercice 3

1. Le nombre de votes possibles est :

$$C_{12}^0+C_{12}^1+C_{12}^2+C_{12}^3+\cdots+C_{12}^{12}=\sum_{k=0}^{12}C_{12}^k=(1+1)^{12}=2^{12}=4096$$

2. Le nombre de votes possibles pour que le candidat A soit élu :

$$C_{12}^7+C_{12}^8+C_{12}^9+C_{12}^{10}+C_{12}^{11}+C_{12}^{12}=1586$$

Même chose pour le candidat B.

3. Le nombre de votes possibles pour qu'il y ait ballottage est :

$$C_{12}^6=924$$

Exercice 4

1. Le nombre d'équipes différentes est :

$$C_{15}^5=3003$$

2. Le nombre d'équipes différentes comportant trois hommes et deux femmes est :

$$C_7^3.C_8^2=980$$

3. Le nombre d'équipes différentes comportant au moins deux hommes et deux femmes est :

$$C_7^3.C_8^2+C_7^2.C_8^3=2156$$

4. On cherche d'abord le nombre d'équipes comportant Monsieur X et Madame Y. Ce nombre est :

$$C_6^2.C_7^1=105$$

Le nombre d'équipes différentes sachant que Monsieur X et Madame Y refusent d'y siéger ensemble est :

$$C_7^3.C_8^2-C_6^2.C_7^1=980-105=875$$

Exercice 5

Il y a $A_{13}^2=156$ matchs.

Exercice 6

1. Le nombre de nombres de trois chiffres différents est :

$$A_5^3 = 60$$

2. Le nombre de nombres impairs est :

$$3.A_4^2 = 36$$

3. Le nombre de nombres pairs est :

$$2.A_4^2 = 24$$

4. Le nombre de nombres multiples de 5 est :

$$A_4^2 = 12$$

Exercice 7

1. Le nombre de droites passant par 2 des n points est égal au nombre de groupes de 2 points pris parmi n. Ce nombre est donc :

$$C_n^2 = \frac{n.(n-1)}{2}$$

2. Le nombre de droites passant par 2 points est égal à la somme du nombre du côté (n) et du nombre de diagonales. Le nombre de diagonales est donc :

$$C_n^2 - n = \frac{n.(n-3)}{2}$$

3. Le nombre de vecteurs est :

$$A_n^2 = n.(n-1)$$

Exercice 8

1. Le nombre de façons différentes qui peut rédiger son ordonnance est :
   - **a.** $C_5^2.C_7^3 + C_5^3.C_7^2 = 560$
   - **b.** $2.C_5^2.C_5^3 = 200$
   - **c.** $C_4^2.C_6^3 + C_4^3.C_6^2 = 180$

2. On détermine d'abord le nombre d'ordonnances qui contiennent le sirop et le comprimé précis. Ce nombre est :

$$C_4^1.C_6^2 + C_4^2.C_6^1 = 96$$

Le nombre cherché est donc :

$$(C_5^2.C_7^3 + C_5^3.C_7^2) - (C_4^1.C_6^2 + C_4^2.C_6^1) = 560 - 96 = 464$$

Exercice 9

1. Le nombre de boules que contient l'urne est :

$$N = 1 + 2 + \cdots + n$$

Soit la suite $(U_n)_n$ définie par :

$$U_n = n$$

$(U_n)_n$ est une suite arithmétique de premier terme $U_1 = 1$ et de raison $r = 1$

$$N = U_1 + U_2 + U_3 + \cdots + U_n = \frac{n}{2}(U_1 + U_n) = \frac{n.(n+1)}{2}$$

D'où :

$$N = \frac{n.(n+1)}{2}$$

a. **i.** On pose l'événement A « Boule portant un numéro pair ».

$$P(A) = \frac{C_2^1 + C_4^1 + \cdots + C_n^1}{C_{\frac{n.(n+1)}{2}}^1} = \frac{2 + 4 + \cdots + n}{\frac{n.(n+1)}{2}} = \frac{\frac{n}{2}\left(\frac{n}{2}+1\right)}{\frac{n.(n+1)}{2}} = \frac{n+2}{2.(n+1)}$$

D'où :

$$P(A) = \frac{n+2}{2.(n+1)}$$

ii. On pose l'événement B « Boule portant un numéro impair ».

$$P(B) = 1 - P(A) = 1 - \frac{n+2}{2.(n+1)} = \frac{n}{2.(n+1)}$$

D'où :

$$P(B) = \frac{n}{2.(n+1)}$$

b. $N = 21 \Rightarrow n = 6$

On pose l'événement C « Boule portant un numéro strictement supérieur à 4 ».

On a :

$$P(C) = \frac{C_5^1 . C_6^1}{C_{21}^1}$$

D'où :

$$P(C) = \frac{11}{21}$$

Exercice 10

1. Soit l'événement A « Ne pas gagner de lots ».

$$P(A) = \frac{C_{22}^5}{C_{30}^5}$$

D'où :

$$P(A) = 0{,}18$$

2. Soit l'événement B « Gagner un seul lot ».

$$P(B) = \frac{C_8^1 . C_{22}^4}{C_{30}^5}$$

D'où :

$$P(B) = 0{,}41$$

3. Soit l'événement C « Gagner 3 lots dont 2 gros lots au moins ».

$$P(C) = \frac{C_5^3 . C_{22}^2 + C_5^2 . C_3^1 . C_{22}^2}{C_{30}^5}$$

D'où :

$$P(C) = 0{,}065$$

Exercice 11

On pose les événements suivants :

B « Infection par bactérie » , $P(B) = 0{,}08$

C « Infection par champignon » , $P(C) = 0{,}15$

1.

a. Infections indépendantes :

$$P(B \cap C) = P(B).P(C)$$

D'où :

$$P(B \cap C) = 0{,}012$$

b. Infections dépendantes :

L'événement B dépend de celui C :

$$P(B/C) = 0{,}08.0{,}5 = 0{,}04$$

Donc :

$$P(B \cap C) = P(B/C).P(C)$$

D'où :

$$P(B \cap C) = 0{,}006$$

2. $P(B \cup C) = P(B) + P(C) - P(B \cap C)$

a. Infections indépendantes :

$$P(B \cup C) = 0{,}218$$

b. Infections dépendantes :

$$P(B \cup C) = 0{,}224$$

Exercice 12

On pose les événements suivants :

B_1 « Boule blanche au 1er tirage »

B_2 « Boule blanche au 2ème tirage »

R_1 « Boule rouge au 1er tirage »

R_2 « Boule rouge au 2ème tirage »

1er cas : tirage avec remise

1. On a :

$$P(B_1 \cap B_2) = P(B_1).P(B_2) = \frac{5}{9}.\frac{5}{9} = \frac{25}{81}$$

D'où :

$$P(B_1 \cap B_2) = \frac{25}{81}$$

2. On a :

$$P\big((B_1 \cap B_2) \cup (R_1 \cap R_2)\big) = P(B_1 \cap B_2) + P(R_1 \cap R_2) =$$
$$= P(B_1 \cap B_2) + P(R_1).P(R_2) = \frac{25}{81} + \frac{4}{9}.\frac{4}{9} = \frac{41}{81}$$

D'où :

$$P\big((B_1 \cap B_2) \cup (R_1 \cap R_2)\big) = \frac{41}{81}$$

3. On a :

$$P\big((B_1 \cap R_2) \cup (R_1 \cap B_2) \cup (B_1 \cap B_2)\big) = 1 - P(R_1 \cap R_2) =$$
$$= 1 - P(R_1).P(R_2) = 1 - \frac{16}{81} = \frac{65}{81}$$

D'où :

$$P\big((B_1 \cap R_2) \cup (R_1 \cap B_2) \cup (B_1 \cap B_2)\big) = \frac{65}{81}$$

2ème cas : tirage sans remise

1. On a :

$$P(B_1 \cap B_2) = P(B_2/B_1).P(B_1) = \frac{4}{8}.\frac{5}{9} = \frac{20}{72} = \frac{5}{18}$$

D'où :

$$P(B_1 \cap B_2) = \frac{5}{18}$$

2. On a :

$$P\big((B_1 \cap B_2) \cup (R_1 \cap R_2)\big) = P(B_1 \cap B_2) + P(R_1 \cap R_2) =$$
$$= P(B_1 \cap B_2) + P(R_2/R_1).P(R_1) = \frac{5}{18} + \frac{3}{8}.\frac{4}{9} = \frac{4}{9}$$

D'où :

$$P\big((B_1 \cap B_2) \cup (R_1 \cap R_2)\big) = \frac{4}{9}$$

3. On a :

$$P\big((B_1 \cap R_2) \cup (R_1 \cap B_2) \cup (B_1 \cap B_2)\big) = 1 - P(R_1 \cap R_2) =$$
$$= 1 - P(R_2/R_1).P(R_1) = 1 - \frac{3}{18} = \frac{5}{6}$$

D'où :

$$P\big((B_1 \cap R_2) \cup (R_1 \cap B_2) \cup (B_1 \cap B_2)\big) = \frac{5}{6}$$

Exercice 13

On pose les événements suivants :

F « Etre fumeur » , $P(F) = 0{,}4$

M« Etre malade » , $P(M) = 0{,}3$

$P(M/F) = 0{,}6$

1. On a :

$$P(M \cap F) = P(M/F).P(F)$$

D'où :

$$P(M \cap F) = 0{,}24$$

2. On a :

$$P(M/F) = \frac{P(M \cap F)}{P(M)}$$

D'où :

$$P(M/F) = 0{,}8$$

Exercice 14

On pose les événements suivants :

M « Etre malade », $P(M) = 0{,}03 \ \left(P(\overline{M}) = 0{,}97\right)$

T_+ « Avoir un test positif », $P(T_+/M) = 0{,}95$, $P(T_-/M) = 1 - P(T_+/M) = 0{,}05$

T_- « Avoir un test négatif », $P(T_+/\overline{M}) = 0{,}02$, $P(T_-/\overline{M}) = 1 - P(T_+/\overline{M}) = 0{,}98$

1. On a :

$$P(T_+) = P(T_+/M).P(M) + P(T_+/\overline{M}).P(\overline{M})$$

D'où :

$$P(T_+) = 0{,}048$$

et

$$P(T_-) = 1 - P(T_+)$$

D'où :

$$P(T_-) = 0{,}952$$

2. On a :

$$P(\overline{M}/T_+) = \frac{P(\overline{M} \cap T_+)}{P(T_+)} = \frac{P(T_+/\overline{M}).P(\overline{M})}{P(T_+)}$$

D'où :

$$P(\overline{M}/T_+) = 0{,}4$$

3. On considère la v.a. X « Nombre d'individus hospitalisés bien portants parmi 10 ».

On sait que :

$$X \to B\left(10\,, P(\overline{M}/T_+)\right)$$

Donc :

$$P(X \geq 1) = 1 - P(X = 0) = 1 - C_{10}^{0}.\left(P(\overline{M}/T_+)\right)^{0}.\left(1 - P(\overline{M}/T_+)\right)^{10}$$

D'où :

$$P(X \geq 1) = 0{,}994$$

Exercice 15

A.

1. La suite $(V_n)_n$ définie par :

$$V_{n+1} = \alpha.V_n$$

est une suite géométrique de premier terme $V_0 = 1$ et de raison $q = \alpha$.

On a donc :

$$V_n = \alpha^n \ , \quad \forall n$$

2. On a :

$U_1 = U_0 + \frac{1-\alpha}{2}.\alpha^0$

$U_2 = U_1 + \frac{1-\alpha}{2}.\alpha^1$

....

$U_{n+1} = U_n + \frac{1-\alpha}{2}.\alpha^n$

On écrit la somme des n premiers termes :

$U_1 + U_2 + \cdots + U_{n+1} = U_0 + U_1 + \cdots + U_n + \frac{1-\alpha}{2}.(\alpha^0 + \alpha^1 + \cdots + \alpha^n)$

$\Rightarrow U_{n+1} = \frac{1-\alpha}{2}.(\alpha^0 + \alpha^1 + \cdots + \alpha^n)$

$\Rightarrow U_{n+1} = \frac{1-\alpha}{2}.(V_0 + V_1 + \cdots + V_n)$

$\Rightarrow U_{n+1} = \frac{1-\alpha}{2}.V_0.\frac{1-\alpha^{n+1}}{1-\alpha}$

$\Rightarrow U_{n+1} = \frac{1-\alpha^{n+1}}{2}$

Donc :

$$U_n = \frac{1-\alpha^n}{2} \ , \quad \forall n$$

B.

		Génotype de la plante initiale		
		AA	Aa	aa
Génotype du descendant	AA	1	1/4	0
	Aa	0	1/2	0
	aa	0	1/4	1

C.

1. $x_0 = 0 \quad y_0 = 1 \quad z_0 = 0 \quad x_1 = 1/4 \quad y_1 = 1/2 \quad z_1 = 1/4$

2. On a :

$$x_{n+1} = P(AA_{n+1}) = P(AA_{n+1}/AA_n).P(AA_n) + P(AA_{n+1}/Aa_n).P(Aa_n) =$$
$$= 1.x_n + \frac{1}{4}.y_n = x_n + \frac{y_n}{4}$$

D'où :

$$x_{n+1} = x_n + \frac{y_n}{4}$$

3. On a :

$y_{n+1} = P(Aa_{n+1}) = P(Aa_{n+1}/Aa_n).P(Aa_n) = \frac{1}{2}.y_n$

D'où :

$$y_{n+1} = \frac{y_n}{2}$$

4. On a :

$y_n = V_n$ et $x_n = U_n$ pour $\alpha = \frac{1}{2}$

Donc :

$$x_n = \frac{2^n - 1}{2^{n+1}}$$

et

$$y_n = \frac{1}{2^n}$$

On a :

$z_n = P(aa_n) = 1 - P(AA_n) - P(Aa_n) = 1 - x_n - y_n$

Donc :

$$z_n = \frac{2^n - 1}{2^{n+1}}$$

Remarque :

$$x_n = z_n = \frac{2^n - 1}{2^{n+1}}$$

D. On a :

$$P_n = y_n = \frac{1}{2^n}$$

On détermine n pour que $P_n \leq 0{,}01$.

On a :

$$\frac{1}{2^n} \leq 0{,}01 \Rightarrow n \geq \frac{2.\ln 10}{\ln 2} \approx 6{,}64$$

D'où :

$$n \geq 7$$

Exercice 16

Soient les événements suivants :

P « Etre pulmonaire » , $P(P) = 0{,}3$

C « Etre cardiaque » , $P(C) = 0{,}6$

H « Etre hypertendue » , $P(H) = 0{,}2$

$$P(H \cup C) = 0{,}76$$

1. On a :

$$P(H \cup C) = P(H) + P(C) - P(H \cap C)$$

$$\Rightarrow P(H \cap C) = P(H) + P(C) - P(H \cup C)$$

D'où :

$$P(H \cap C) = 0{,}04$$

Il y a 40 malades qui souffrent d'hypertension et de maladie cardiaque.

2. On a :

$$P(P \cap C) = 0{,}06$$

Il s'agit de déterminer :

$$P(P \cup H \cup C) = P(P) + P(H) + P(C) - P(P \cap H) - P(P \cap C) - P(H \cap C) + \\ +P(P \cap H \cap C)$$

$$\Rightarrow P(P \cap H) = P(P) + P(H) + P(C) - P(P \cap C) - P(H \cap C) + P(P \cap H \cap C) + \\ +P(P \cup H \cup C)$$

Puisque :

$$P(P \cup H \cup C) = 1 \text{ et } P(P \cap H \cap C) = 0$$

D'où :

$$P(P \cap H) = 0$$

Il n'y a aucun malade qui souffre d'hypertension et de maladie pulmonaire.

3. On a :

$$P(H \cup P) = P(H) + P(P) - P(H \cap P)$$

D'où :

$$P(H \cup P) = 0{,}5$$

<u>Exercice 17</u>

On pose les événements :

A « Pièce produite par la machine A » , $P(A) = 0{,}5$

B « Pièce produite par la machine B» , $P(B) = 0{,}3$

C « Pièce produite par la machine C » , $P(C) = 0{,}2$

Soit l'événement D « Pièce défectueuse ».

$$P(D/A) = 0{,}03 \ , \ P(D/B) = 0{,}02 \ , \ P(D/C) = 0{,}04$$

1. On a :

$$P(B/D) = \frac{P(D/B).P(B)}{P(D/A).P(A) + P(D/B).P(B) + P(D/C).P(C)}$$

D'où :

$$P(B/D) = 0{,}2$$

On a :

$$P(C/D) = \frac{P(D/C).P(C)}{P(D/A).P(A) + P(D/B).P(B) + P(D/C).P(C)}$$

D'où :

$$P(C/D) = 0{,}25$$

2. Le jugement n'est pas valable car $P(B/D)$ n'est pas proche de 1.

<u>Exercice 18</u>

On pose les événements :

M « Etre atteint de la maladie » , $P(M) = 0{,}2$ $\left(P(\overline{M}) = 0{,}98\right)$

T_+ « Avoir un test positif »

T_- « Avoir un test négatif »

$$P(T_+/M) = 0{,}95\ ,\ P(T_-/M) = 0{,}05\ ,\ P(T_-/\overline{M}) = 0{,}95\ ,\ P(T_+/\overline{M}) = 0{,}05$$

On a :

$$P(M/T_+) = \frac{P(T_+/M).P(M)}{P(T_+/M).P(M) + P(T_+/\overline{M}).P(\overline{M})}$$

D'où :

$$P(M/T_+) = 0{,}82$$

Exercice 19

On considère les événements suivants :

GG « Souris de génotype GG », $P(GG) = 0{,}4$

Gb « Souris de génotype Gb », $P(Gb) = 0{,}6$

1. On a :

$$P(C_1) = P(GG \cap GG) = P(GG).P(GG) = 0{,}16$$
$$P(C_2) = P(Gb \cap GG) = P(Gb).P(GG) = 0{,}24$$
$$P(C_3) = P(GG \cap Gb) = P(GG).P(Gb) = 0{,}24$$
$$P(C_4) = P(Gb \cap Gb) = P(Gb).P(Gb) = 0{,}36$$

		Génotype des souris mâles	
		GG 0,4	Gb 0,6
Génotype des souris femelles	GG 0,4	$GG \cap GG = C_1$ 0,16	$Gb \cap GG = C_2$ 0,24
	Gb 0,6	$GG \cap Gb = C_3$ 0,24	$Gb \cap Gb = C_4$ 0,36

2. On pose les événements suivants :

GG_1 « Souriceau de la 1ère génération de génotype GG »,

Gb_1 « Souriceau de la 1ère génération de génotype Gb »,

bb_1 « Souriceau de la 1ère génération de génotype bb ».

On a :

$$P(GG_1) = \sum_{i=1}^{4} P(GG_1/C_i).P(C_i) = 1.0{,}16 + \frac{1}{2}.0{,}24 + \frac{1}{2}.0{,}24 + \frac{1}{4}.0{,}36 = 0{,}49$$

$$P(Gb_1) = \sum_{i=2}^{4} P(Gb_1/C_i).P(C_i) = \frac{1}{2}.0{,}24 + \frac{1}{2}.0{,}24 + + \frac{1}{2}.0{,}36 = 0{,}42$$

$$P(bb_1) = 1 - P(GG_1) - P(Gb_1) = 0{,}09$$

D'où :

$$P(GG_1) = 0{,}49 \ , \ \ P(Gb_1) = 0{,}42 \ , \ \ P(bb_1) = 0{,}09$$

3. On pose l'événement G « Souriceau gris » ou $G = GG_1 \cup Gb_1$.

On a :

$$P(C_1/G) = \frac{P(C_1 \cap G)}{P(G)} = \frac{P(G/C_1).P(C_1)}{P(G)} = \frac{P(G/C_1).P(C_1)}{P(GG_1) + P(Gb_1)} = \frac{1.0{,}16}{0{,}91} = 0{,}17$$

D'où :

$$P(C_1/G) = 0{,}17$$

Exercice 20

1. La formule de BAYES peut s'écrire comme suit :

$$P(B/A) = \frac{P(A/B).P(B)}{P(A/\overline{B})\left(\frac{P(A/B)}{P(A/\overline{B})}.P(B) + P(\overline{B})\right)} = \frac{\alpha.P(B)}{\alpha.P(B) + P(\overline{B})} =$$

$$= \frac{\alpha.P(B)}{1 + (\alpha - 1).P(B)}$$

On pose :

$$x = P(B) \text{ et } f(x) = P(B/A)$$

On a :

$$f(x) = \frac{\alpha.x}{1 + (\alpha - 1).x} \Rightarrow f'(x) = \frac{\alpha}{(1 + (\alpha - 1).x)^2} > 0 \quad \forall x > 0$$

f est donc une fonction croissante.

2. On pose les événements :

M « Etre atteint de la maladie »,

T_+ « Avoir un test positif »,

T_- « Avoir un test négatif ».

On a $P(T_+/M) = 0{,}99$ et $P(T_-/\overline{M}) = 0{,}99$

Le test est efficace si $P(M/T_+) \geq 0{,}95$.

D'après la 1ère question, on a :

$$P(M/T_+) = \frac{P(T_+/M).P(M)}{P(T_+/M).P(M) + P(T_+/\overline{M}).P(\overline{M})} = \frac{\alpha.P(M)}{1 + (\alpha - 1).P(M)} \geq 0{,}95$$

$$\Rightarrow P(M) \geq \frac{0{,}95}{0{,}05.\alpha + 0{,}95}$$

On a :

$$\alpha = \frac{P(T_+/M)}{P(T_+/\overline{M})} = \frac{0{,}99}{0{,}01} = 99$$

D'où :

$$P(M) \geq 0{,}16$$

Exercice 21

On pose les événements :

M « Etre atteint de la maladie » , $P(M) = 0{,}34$, $\left(P(\overline{M}) = 0{,}66\right)$

T_+ « Avoir un test positif » et T_- « Avoir un test négatif »

$$P(T_-/M) = 0{,}03 \ , \ P(T_+/M) = 0{,}97 \ , \ P(T_-/\overline{M}) = 0{,}96 \ , \ P(T_+/\overline{M}) = 0{,}04$$

1.

a. $P(M) = 0{,}34$ (assimilation de la fréquence observée à la probabilité d'après la loi faible des grands nombres).

b. $P(T_+/M) = 0{,}97$: cette probabilité s'appelle sensibilité de l'examen notée Se.

$P(T_-/\overline{M}) = 0{,}96$: cette probabilité s'appelle spécificité de l'examen notée Sp.

2.

a. On a :

$P(T_+) = P(T_+/M).P(M) + P(T_+/\overline{M}).P(\overline{M})$

$P(T_-) = 1 - P(T_+)$

D'où :

$$P(T_+) = 0{,}36 \ , \ P(T_-) = 0{,}64$$

b. On a :

$$P(M/T_+) = \frac{P(T_+/M).P(M)}{P(T_+/M).P(M) + P(T_+/\overline{M}).P(\overline{M})}$$

Cette probabilité s'appelle valeur prédictive positive notée $Vp+$.

D'où :

$$P(M/T_+) = 0{,}92$$

c. On a :

$$P(\overline{M}/T_-) = \frac{P(T_-/\overline{M}).P(\overline{M})}{P(T_-/M).P(M) + P(T_-/\overline{M}).P(\overline{M})}$$

Cette probabilité s'appelle valeur prédictive négative notée $Vp-$.

D'où :

$$P(\overline{M}/T_-) = 0{,}96$$

3.

a. La probabilité pour que le médecin commette une erreur de décision est :

$$\alpha = P(T_+/\overline{M}) = 0{,}04$$

C'est le risque d'erreur de première espèce.

b. La probabilité pour que le médecin commette une erreur de décision est :

$$\beta = P(T_-/M) = 0{,}03$$

C'est le risque d'erreur de deuxième espèce.

		REALITE	
		Non malade	**Malade**
DECISION DU MEDECIN	**Non malade**	$Sp = P(T_-/\overline{M})$ 0,96	$\beta = 1 - Se = P(T_-/M)$ 0,03
	Malade	$\alpha = 1 - Sp = P(T_+/\overline{M})$ 0,04	$Se = P(T_+/M)$ 0,97

4. On devra comparer les valeurs prédictives positives, négatives, la sensibilité et la spécificité du nouvel examen à celles de l'examen de référence.

Exercice 22

1.

Y \ *X*	1	2	3	4	5	6
1	2 / 0	3 / 1	4 / 2	5 / 3	6 / 4	7 / 5
2	3 / 1	4 / 0	5 / 1	6 / 2	7 / 3	8 / 4
3	4 / 2	5 / 1	6 / 0	7 / 1	8 / 2	9 / 3
4	5 / 3	6 / 2	7 / 1	8 / 0	9 / 1	10 / 2
5	6 / 4	7 / 3	8 / 2	9 / 1	10 / 0	11 / 1
6	7 / 5	8 / 4	9 / 3	10 / 2	11 / 1	12 / 0

S / *D*

2. S est une v.a. qui peut prendre les valeurs de l'ensemble $\{2,3,4,5,6,7,8,9,10,11,12\}$.

Loi de probabilité de S :

S	2	3	4	5	6	7	8	9	10	11	12
P	1/36	2/36	3/36	4/36	5/36	6/36	5/36	4/36	3/36	2/36	1/36

D est une v.a. qui peut prendre les valeurs de l'ensemble $\{0,1,2,3,4,5\}$.

Loi de probabilité de D :

D	0	1	2	3	4	5
P	6/36	10/36	8/36	6/36	4/36	2/36

3. On a :

$$P\big((S,D)=(4,2)\big)=\frac{2}{36}$$

et

$$P\big((S,D)=(6,5)\big)=0$$

On remarque que :

$$P(S=6).P(D=5)=\frac{10}{(36)^2}$$

Donc :

$$P\big((S,D)=(6,5)\big)\neq P(S=6).P(D=5)$$

S et D ne sont pas donc indépendantes.

4. On pourrait répondre à la question précédente puisqu'il convient de remarquer que si S est paire alors D l'est aussi et réciproquement.

Exercice 23

1. Le rat n'a aucune mémoire :

a. On pose l'événement A « Le rat sort au bout de la 3ème fois ».

On a $A=M_1\cap M_2\cap B_3$.

avec

M_n « Le rat choisit une mauvaise porte au $n^{ème}$essai »,

B_n « Le rat choisit une bonne porte au $n^{ème}$ essai ».

où n est un entier naturel.

On a :

$$P(A)=P(M_1\cap M_2\cap B_3)$$

D'où :

$$P(A)=\frac{3}{4}.\frac{3}{4}.\frac{1}{4}=\frac{9}{64}$$

b. On pose l'événement B « Le rat sort au bout de la 7ème fois ».

On a $B=M_1\cap M_2\cap M_3\cap M_4\cap M_5\cap M_5\cap B_7$.

On a :

$$P(B) = P(M_1 \cap M_2 \cap M_3 \cap M_4 \cap M_5 \cap M_6 \cap B_7) =$$
$$= P(M_1).P(M_2).P(M_3).P(M_4).P(M_5).P(M_6).P(B_7)$$

D'où :

$$P(A) = \frac{3}{4}.\frac{3}{4}.\frac{3}{4}.\frac{3}{4}.\frac{3}{4}.\frac{3}{4}.\frac{1}{4} = \frac{729}{16384}$$

2. Le rat a une mémoire parfaite :

a. Soit la v.a. X « Le nombre d'essais effectué par le rat ». X peut donc prendre les valeurs de l'ensemble $\{1,2,3,4\}$.

On a :

$$P(X = 1) = P(B_1) = \frac{1}{4}$$

$$P(X = 2) = P(M_1 \cap B_2) = P(B_2/M_1).P(M_1) = \frac{1}{3}.\frac{3}{4} = \frac{1}{4}$$

$$P(X = 3) = P(M_1 \cap M_2 \cap B_3) = P(B_3/M_2).P(M_2/M_1).P(M_1) = \frac{1}{2}.\frac{2}{3}.\frac{3}{4} = \frac{1}{4}$$

$$P(X = 4) = P(M_1 \cap M_2 \cap M_3 \cap B_4) =$$
$$= P(B_4/M_3).P(M_3/M_2).P(M_2/M_1)\,P(M_1) = 1.\frac{1}{2}.\frac{2}{3}.\frac{3}{4} = \frac{1}{4}$$

Loi de probabilité de X :

X	1	2	3	4
P	$1/4$	$1/4$	$1/4$	$1/4$

b. On a :

$$E(X) = \sum_{i=1}^{4} x_i.P(X = x_i)$$

$$V(X) = \sum_{i=1}^{4} x_i^2.P(X = x_i) - \left(E(X)\right)^2$$

D'où :

$$E(X) = 2{,}5 \quad , \quad V(X) = 1{,}25$$

c. La fonction de distribution de X est :

$$F: \mathcal{R} \to \mathcal{R}$$
$$x \to F(x) = P(X \leq x)$$

On a :

$$F(x)=\begin{cases}0 & x<1\\ \frac{1}{4} & 1\le x<2\\ \frac{1}{4}+\frac{1}{4} & 2\le x<3\\ \frac{1}{4}+\frac{1}{4}+\frac{1}{4} & 3\le x<4\\ \frac{1}{4}+\frac{1}{4}+\frac{1}{4}+\frac{1}{4} & x\ge 4\end{cases} \Rightarrow F(x)=\begin{cases}0 & x<1\\ {}^1/_4 & 1\le x<2\\ {}^1/_2 & 2\le x<3\\ {}^3/_4 & 3\le x<4\\ 1 & x\ge 4\end{cases}$$

Exercice 24

Soit la v.a. X « Le temps d'attente de la réalisation d'un événement ».

X suit la loi exponentielle de paramètre $\lambda > 0$. Sa fonction densité f est définie par :

$$f: \mathcal{R}^+ \to \mathcal{R}$$
$$x \to f(x) = \lambda. e^{-\lambda.x}$$

1.

$$f(0) = \lambda \quad , \quad \lim_{x\to+\infty} f(x) = 0$$

On a :

$$\forall x \in [0\,, +\infty[\quad f'(x) = \lambda^2. e^{-\lambda.x} < 0$$

Graphe de f :

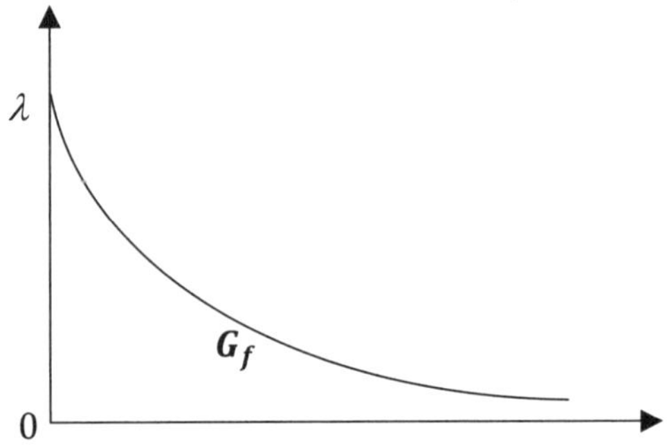

2. La fonction de répartition F est définie par :

$$F: \mathcal{R} \to \mathcal{R}$$
$$x \to F(x) = P(X \le x) = \int_0^x f(t)dt$$

On a :

$$F(x) = P(X \le x) = \int_0^x f(t)dt = \lambda.\left[\frac{-1}{\lambda} e^{-\lambda.t}\right]_0^x = 1 - e^{-\lambda.t}$$

F est définie sur $[0\,, +\infty[$.

$$F(0) = 0 \quad , \quad \lim_{x\to+\infty} F(x) = 1$$

$$\forall x \in [0\,, +\infty[\quad , \quad F'(x) = f(x) = \lambda. e^{-\lambda.x} > 0$$

Graphe de F :

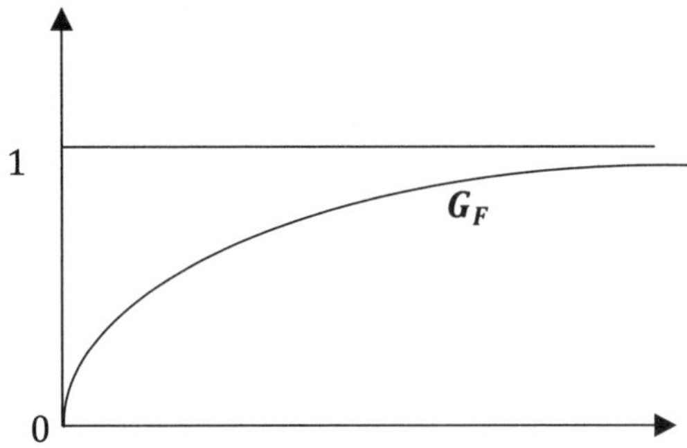

3. La probabilité pour que l'événement étudié se réalise au bout d'un temps t est :

$$P(X \geq t) = 1 - P(X < t) = 1 - F(t) = e^{-\lambda . t}$$

4. L'espérance mathématique de X est :

$$E(X) = \int_0^{+\infty} x.f(x)dx = \lim_{a \to +\infty} \int_0^a x.f(x)dx$$

Après avoir intégré par parties, on obtient :

$$E(X) = \frac{1}{\lambda}$$

La variance de X est :

$$V(X) = \int_0^{+\infty} x^2.f(x)dx - \left(E(X)\right)^2 = \lim_{a \to +\infty} \int_0^a x^2.f(x)dx - \left(E(X)\right)^2$$

Après avoir intégré deux fois de suites par parties, on obtient :

$$V(X) = \frac{1}{\lambda^2}$$

Application n°1 : Durée de vie d'un équipement

Soit la v.a. X « Le temps d'attente de la panne de l'équipement ». X suit la loi exponentielle de paramètre $\lambda > 0$.

On a :

$$E(X) = 10 = \frac{1}{\lambda} \Rightarrow \lambda = 0{,}1$$

1. La probabilité pour que l'équipement survive au bout d'un temps t est :

$$P(X \geq t) = e^{-0{,}1.t}$$

Pour $t = 5$, $P(X \geq 5) = e^{-0{,}5} = 0{,}6$

Pour $t = 9$, $P(X \geq 9) = e^{-0{,}9} = 0{,}4$

Pour $t = 15$, $P(X \geq 15) = e^{-1{,}5} = 0{,}22$

2. On a :

$$P(X \leq 13/X \geq 8) = \frac{P\left((X \leq 13) \cap (X \geq 8)\right)}{P(X \geq 8)} = \frac{P(8 \leq X \leq 13)}{P(X \geq 8)} = \frac{F(13) - F(8)}{1 - F(8)}$$

D'où :

$$P(X \leq 13/X \geq 8) = 0{,}39$$

3. On détermine le temps t tel que :

$$P(X \geq t) = 0{,}9$$

On a :

$$P(X \geq t) = 0{,}9 \Rightarrow e^{-0{,}1.t} = 0{,}9 \Rightarrow t = -\frac{ln\, 0{,}9}{0{,}1} = 1{,}05$$

D'où :

$$t = 1{,}05$$

<u>Application n°2</u> : Datation des roches

Soit la v.a. X « Le temps d'attente de la mort d'un atome de l'isotope radioactif ».

X suit la loi exponentielle de paramètre $\lambda > 0$.

On a :

$$\alpha = \frac{n}{N}$$

où N est Le nombre d'atomes initial (au moment de la formation de la roche) et n est le nombre d'atomes restants de l'isotope désintégrés à l'instant t (au moment de la découverte de la roche).

On a :

$$E(X) = T = \frac{1}{\lambda} \Rightarrow \lambda = \frac{1}{T}$$

1. La probabilité pour qu'un atome de l'isotope radioactif survive au bout d'un temps t est :

$$P(X \geq t) = e^{-\frac{t}{T}}$$

2. On a :

$$P(X \geq t) = \alpha \Rightarrow e^{-\frac{t}{T}} = \alpha \Rightarrow -\frac{t}{T} = ln\, \alpha \Rightarrow t = -T.\, ln\, \alpha$$

D'où :

$$P(X \geq t) = -T.\, ln\, \alpha$$

<u>Exercice 25</u>

Soit la v.a. T « Temps d'attente par minute pour l'arrivée d'un bus à une station ».

1. La fonction de répartition F est définie par :

$$F(t) = P(T \leq t) = \int_0^t f(x)dx$$

si $0 \leq t < 4$ alors :

$$F(t) = \int_0^t \frac{x}{16}dx = \left[\frac{x^2}{32}\right]_0^t = \frac{t^2}{32}$$

si $4 \leq t < 8$ alors :

$$F(t) = \int_0^4 \frac{x}{16}dx + \int_4^t \left(\frac{1}{2} - \frac{x}{16}\right)dx = \left[\frac{x^2}{32}\right]_0^4 + \left[\frac{x}{2} - \frac{x^2}{32}\right]_4^t =$$

$$= \frac{1}{2} + \left(\frac{t}{2} - \frac{t^2}{32} - 2 + \frac{1}{2}\right) = \frac{t}{2} - \frac{t^2}{32} - 1$$

si $t \geq 8$ alors :

$$F(t) = \int_0^4 \frac{x}{16}dx + \int_4^8 \left(\frac{1}{2} - \frac{x}{16}\right)dx + \int_8^t 0.dx = 1$$

Donc :

$$F(x) = \begin{cases} \frac{t^2}{32} & 0 \leq t < 4 \\ \frac{t}{2} - \frac{t^2}{32} - 1 & 4 \leq t < 8 \\ 1 & t \geq 8 \end{cases}$$

2. On a :

$$E(T) = \int_0^{+\infty} t.f(t)dt = \int_0^4 \frac{t^2}{16}dt + \int_4^8 \left(\frac{t}{2} - \frac{t^2}{16}\right)dt = 4$$

$$V(T) = \int_0^{+\infty} t^2.f(t)dt - \left(E(T)\right)^2 = \int_0^4 \frac{t^3}{16}dt + \int_4^8 \left(\frac{t^2}{2} - \frac{t^3}{16}\right)dt - 16 = \frac{8}{3}$$

D'où :

$$E(T) = 4 \ , \ V(T) = \frac{8}{3}$$

3.

a. On a :

$$P(T \leq 6) = F(6) = \frac{7}{8}$$

b. On a :

$$P(T \leq 6/T \geq 3) = \frac{P(3 \leq T \leq 6)}{P(T \geq 3)} = \frac{F(6) - F(3)}{1 - F(3)} = \frac{19}{32}$$

Exercice 26

1. On a :

$$x_1 = P(A_1) = P(P \cap F) = P(P).P(F) = \frac{1}{4}$$

$$y_1 = P(B_1) = P(P \cap F) = P(P).P(F) = \frac{1}{4}$$

$$z_1 = P(N_1) = P\big((P \cap P) \cup (F \cap F)\big) = P(P \cap P) + P(F \cap F) = \frac{1}{4} + \frac{1}{4} = \frac{1}{2}$$

a. On a :

$$x_{n+1} = P(A_{n+1}) = P(A_{n+1}/N_n).P(N_n) = \frac{1}{4}.z_n$$

D'où :

$$x_{n+1} = \frac{z_n}{4}$$

$$y_{n+1} = P(B_{n+1}) = P(B_{n+1}/N_n).P(N_n) = \frac{1}{4}.z_n$$

D'où :

$$y_{n+1} = \frac{z_n}{4}$$

$$z_{n+1} = P(N_{n+1}) = P(N_{n+1}/N_n).P(N_n) = \frac{1}{2}.z_n$$

D'où :

$$z_{n+1} = \frac{z_n}{2}$$

b. $(z_n)_n$ est une suite géométrique de premier terme $z_1 = \frac{1}{2}$ et de raison $\frac{1}{2}$.

On a :

$$z_n = z_1.\left(\frac{1}{2}\right)^{n-1} = \frac{1}{2^n}$$

D'où :

$$z_n = \frac{1}{2^n}$$

On a :

$$x_{n+1} = y_{n+1} = \frac{1}{4}.\frac{1}{2^n} = \frac{1}{2^{n+2}}$$

D'où :

$$x_n = y_n = \frac{1}{2^{n+1}}$$

2. Soit la v.a. X « Nombre de D.A mis en jeu lors de la partie qui conclut le jeu ».

a. X est une v.a. qui peut prendre pour valeurs de l'ensemble $\{2^n/1 \leq n \leq 20\}$.

b. On a pour $1 \leq n \leq 19$:

$$P_n = P(X = 2^n) = x_n + y_n = \frac{1}{2^{n+1}} + \frac{1}{2^{n+1}} = \frac{1}{2^n}$$

D'où :

$$P_n = \frac{1}{2^n} \quad , \quad \forall n \in [1\,,19]$$

On a :

$$P_{20} = P(X = 2^{20}) = x_{20} + y_{20} + z_{20} = \frac{1}{2^{21}} + \frac{1}{2^{21}} + \frac{1}{2^{20}} = \frac{1}{2^{19}}$$

D'où :

$$P_{20} = \frac{1}{2^{19}}$$

c. On a :

$$E(X) = \sum_{n=1}^{20} 2^n . P_n = \sum_{n=1}^{19} 2^n . \frac{1}{2^n} + 2^{20} . \frac{1}{2^{19}} = 21$$

$$V(X) = \sum_{n=1}^{20} 2^{2n} . P_n - \left(E(X)\right)^2 = \sum_{n=1}^{19} 2^{2n} . \frac{1}{2^n} + 2^{40} . \frac{1}{2^{19}} - (21)^2 = 3145285$$

D'où :

$$E(X) = 21 \;\;,\;\; V(X) = 3145285$$

Exercice 27

On pose les événements suivants :

C« Atteint la cible » , $P(C) = 0{,}6$

Z_i « Atteint la zone i » , $P(Z_i) = \frac{1}{k}$ avec $i = 1{,}2{,}5{,}10$

1. Soit la v.a. X « Nombre de points marqués lors d'un lancer ».

a. On a :

$$P(X = 0) = P(\overline{C}) = 1 - P(C) = 0{,}4$$

b. On a pour $i = 1{,}2{,}5{,}10$:

$$P(X = i) = P(Z_i/C) . P(C) = \frac{i}{k} . 0{,}6$$

c. On détermine k tel que :

$P(X = 0) + P(X = 1) + P(X = 2) + P(X = 5) + P(X = 10) = 1$

$\Rightarrow 0{,}4 + \frac{0{,}6}{k} + \frac{0{,}6.2}{k} + \frac{0{,}6.5}{k} + \frac{0{,}6.10}{k} = 1$

$\Rightarrow \frac{10{,}8}{k} = 0{,}6 \Rightarrow k = 18$

D'où :

$$k = 18$$

Loi de probabilité de X :

$\boldsymbol{X}$	0	1	2	5	10
$\boldsymbol{P}$	0,4	$\frac{1}{30}$	$\frac{1}{15}$	$\frac{1}{6}$	$\frac{1}{3}$

d. On a :

$$E(X) = \sum_{i=1}^{5} x_i . P(X = x_i)$$

$$V(X) = \sum_{i=1}^{5} x_i^2 . P(X = x_i) - \left(E(X)\right)^2$$

D'où :

$$E(X) = \frac{13}{3} \ , \ V(X) = \frac{856}{45}$$

2.

a. On pose l'événement A « Marque 30 points ».

On a :

$$P(A) = P(X = 10 \cap X = 10 \cap X = 10) = \big(P(X = 10)\big)^3 = \frac{1}{27}$$

D'où :

$$P(A) = \frac{1}{27}$$

b. On pose l'événement B « Marque $(10\ \ 10\ \ 5)$ ».

On a :

$$P(B) = P(X = 10 \cap X = 10 \cap X = 5) = \big(P(X = 10)\big)^2 . P(X = 5) = \frac{1}{54}$$

D'où :

$$P(B) = \frac{1}{54}$$

On pose l'événement C « Marque 25 points ».

On a :

$$P(C) = 3.P(B) = \frac{3}{54} = \frac{1}{18}$$

D'où :

$$P(C) = \frac{1}{18}$$

c. On pose l'événement D « Marque au moins 25 points ».

On a :

$$P(D) = P(C \cup A) = P(A) + P(C) = \frac{1}{27} + \frac{1}{18} = \frac{15}{162}$$

D'où :

$$P(D) = \frac{15}{162}$$

<u>Exercice 28</u>

Soit X « Nombre de garçons nés parmi 12 nouveau-nés ».

1. On a $X \to B(12\,, 0{,}5)$.

a. $P(X = 7) = C_{12}^{7}.(0{,}5)^7.(0{,}5)^5$

D'où :

$$P(X = 7) = 0{,}19$$

b. $P(X = 0) = C_{12}^{0}.(0{,}5)^0.(0{,}5)^{12}$

D'où :

$$P(X = 0) = 0{,}00024$$

c. $P(X \geq 11) = P(X = 11) + P(X = 12) =$

$$= C_{12}^{11}.(0{,}5)^{11}.(0{,}5)^1 + C_{12}^{12}.(0{,}5)^{12}.(0{,}5)^0$$

D'où :

$$P(X \geq 11) = 0{,}003$$

d. On a :

$$E(X) = n.p$$
$$V(X) = n.p.q$$

D'où :

$$E(X) = 6 \;,\; V(X) = 3 \;,\; \sigma = \sqrt{V(X)} = 1{,}73$$

4. On pose X_n « Nombre de garçons nés parmi n nouveau-nés ». On a $X_n \rightarrow B(n\,,0{,}5)$.

a. On a :

$$P(X_n \geq 1) = 1 - P(X_n = 0) = 1 - C_n^0.(0{,}5)^n.(0{,}5)^0 = 1 - (0{,}5)^n$$

D'où :

$$P(X_n \geq 1) = 1 - (0{,}5)^n$$

b. On détermine le nombre de naissances n tel que $P(X_n \geq 1) \geq 0{,}99$

On a :

$$P(X_n \geq 1) \geq 0{,}99 \Rightarrow 1 - (0{,}5)^n \geq 0{,}99 \Rightarrow n \geq \frac{ln0{,}01}{ln0{,}5} = 6{,}63$$

D'où :

$$n \geq 7$$

<u>Exercice 29</u>

On pose les événements suivants :

V « Etre vacciné »

A « Etre âgé moins de 70 ans »

$$P(V/A) = 0{,}17 \;,\; P(V/\overline{A}) = 0{,}75 \;,\; P(\overline{A}) = 0{,}12 \;,\; P(A) = 0{,}88$$

1.

a. On a :

$$P(V) = P(V/A).P(A) + P(V/\overline{A}).P(\overline{A})$$

D'où :

$$P(V) = 0{,}24$$

b. On a :

$$P(A/V) = \frac{P(A \cap V)}{P(V)} = \frac{P(V/A).P(A)}{P(V)}$$

D'où :

$$P(A/V) = 0{,}62$$

2.

a. Soit la v.a. X « Nombre de personnes âgées moins de 70 ans vaccinées parmi 10 ».

On a :

$$X \rightarrow B(10\,,0{,}17)$$

$$P(X = 3) = C_{10}^{3}.(0,17)^3.(0,83)^7$$

D'où :

$$P(X = 3) = 0,16$$

b. On pose X_n « Nombre de personnes âgées moins de 70 ans vaccinées parmi n ». On a $X_n \to B(n\,,0,17)$

i. $P(X_n = 0) = C_n^0.(0,17)^0.(0,83)^n$

D'où :

$$P(X_n = 0) = (0,83)^n$$

ii. $P(X_n \geq 1) = 1 - P(X_n = 0)$

D'où :

$$P(X_n \geq 1) = 1 - (0,83)^n$$

On détermine n tel que :

$$P(X_n \geq 1) \geq 0,9$$

On a :

$$P(X_n \geq 1) \geq 0,9 \Rightarrow 1 - (0,83)^n \geq 0,9 \Rightarrow n \geq \frac{ln0,1}{ln0,83} \approx 12,35$$

D'où :

$$n \geq 13$$

Exercice 30

On pose les événements suivants :

AB « Etre du groupe AB » , $P(AB) = 0,05$

A « Etre du groupe A » , $P(A) = 0,43$

B « Etre du groupe B » , $P(B) = 0,12$

O « Etre du groupe O » , $P(O) = 0,4$

R^+ « Etre du rhésus positif » , $P(R^+) = 0,85$

R^- « Etre du rhésus négatif » , $P(R^-) = 0,15$

1. On a :

$P(AB^+) = P(AB \cap R^+) = P(AB).P(R^+) = 0,4$

$P(AB^-) = P(AB) - P(AB^+) = 0,01$

$P(A^+) = P(A \cap R^+) = P(A).P(R^+) = 0,37$

$P(A^-) = P(A) - P(A^+) = 0,06$

$P(B^+) = P(B \cap R^+) = P(B).P(R^+) = 0,1$

$P(B^-) = P(B) - P(B^+) = 0,02$

$P(O^+) = P(O \cap R^+) = P(O).P(R^+) = 0,34$

$P(O^-) = P(O) - P(O^+) = 0,06$

Groupe / Rhésus	AB 0,05	A 0,43	B 0,12	O 0,4
R^+ 0,85	AB^+ 0,04	A^+ 0,37	B^+ 0,1	O^+ 0,34
R^- 0,15	AB^- 0,01	A^- 0,06	B^- 0,02	O^- 0,06

2.

a. Le groupe compatible à celui du malade est O^- ou B^-.

La probabilité cherchée est :

$$P(O^- \cup B^-) = P(O^-) + P(B^-)$$

D'où :

$$P(O^- \cup B^-) = 0{,}08$$

b. Soit la v.a. X « Nombre de donneurs du groupe compatible avec le malade parmi 3 donneurs ».

On a $X \to B(3\,,0{,}08)$.

$$P(X = 2) = C_3^2.(0{,}08)^2.(0{,}92)^1$$

D'où :

$$P(X = 2) = 0{,}017$$

3.

a. Le groupe compatible à celui du malade est O^+ ou O^-.

La probabilité cherchée est :

$$P(O^+ \cup O^-) = P(O)$$

D'où :

$$P(O^+ \cup O^-) = 0{,}4$$

b. Soit la v.a. X « Nombre de donneurs du groupe compatible avec le malade parmi 3 donneurs ».

On a $X \to B(3\,,0{,}4)$

$$P(X = 2) = C_3^2.(0{,}4)^2.(0{,}6)^1$$

D'où :

$$P(X = 2) = 0{,}288$$

4.

a. Le groupe O^- est le seul groupe qu'on peut donner au 2ème malade du groupe inconnu.

La probabilité cherchée est :

$$P(\,O^-) = 0{,}06$$

b. Soit la v.a. Y « Nombre de donneurs du groupe compatible avec le 2ème malade parmi 3 donneurs ».

On a $Y \to B(3\,,0{,}06)$

$$P(Y \geq 1) = 1 - P(Y = 0) = 1 - C_3^0.(0{,}06)^0.(0{,}94)^3$$

D'où :

$$P(Y \geq 1) = 0{,}17$$

c. On a $Y_n \to B(n\,,0{,}06)$ avec Y_n la v.a. « Nombre de donneurs du groupe compatible avec le 2ème malade parmi n donneurs ».

On détermine le nombre de donneurs n tel que :

$$P(Y_n \geq 1) = 0{,}95$$

$$P(Y_n \geq 1) = 0{,}95 \Rightarrow 1 - P(Y_n = 0) = 0{,}95$$

$$\Rightarrow 1 - C_n^0.(0{,}06)^0.(0{,}94)^n = 0{,}95 \Rightarrow 1 - (0{,}94)^n = 0{,}95$$

$$\Rightarrow n = \frac{ln0{,}05}{ln0{,}94} \approx 48{,}42$$

D'où :

$$n = 49$$

Exercice 31

On pose les événements suivants :

V« Etre de vrais jumeaux »

S « Etre de même sexe »

$$P(S/V) = 1 \quad , \quad P(S/\overline{V}) = 0{,}5 \quad , \quad P(V) = p$$

1. On a :

$$P(S) = P(S/V).P(V) + P(S/\overline{V}).P(\overline{V}) = 1.p + 0{,}5.(1-p) = \frac{p+1}{2}$$

D'où :

$$P(S) = \frac{p+1}{2}$$

2. On a :

$$P(V/S) = \frac{P(V \cap S)}{P(S)} = \frac{P(S/V).P(V)}{P(S)} = \frac{1.p}{\frac{p+1}{2}} = \frac{2.p}{p+1}$$

D'où :

$$P(V/S) = \frac{2.p}{p+1}$$

3. Soit la v.a. X « Nombre de jumeaux de même sexe parmi n jumeaux ».

On sait que :

$$X \to B\left(n\,,\frac{p+1}{2}\right)$$

On a :

$$E(X) = \frac{n.(p+1)}{2}$$

et

$$P(X=0)=C_n^0\left(\frac{p+1}{2}\right)^0.\left(1-\frac{p+1}{2}\right)^n=\left(\frac{1-p}{2}\right)^n$$

D'où :

$$P(X=0)=\left(\frac{1-p}{2}\right)^n$$

Exercice 32

On pose les événements suivants :

AA_n« L'homme de la $n^{ème}$ génération est de génotype AA (aux yeux bruns) »,

Aa_n « L'homme de la $n^{ème}$ génération est de génotype Aa (aux yeux bleus) ».

1. Le croisement de la génération 0 est $Aa \cap AA$.

On a :

$$P(Aa_1)=0{,}5$$

2. On a :

$$P(Aa_2)=P(Aa_2/AA\cap Aa_1).P(AA\cap Aa_1)=0{,}5.0{,}5=0{,}25$$

D'où :

$$P(Aa_2)=0{,}25$$

3. Soit la v.a. X « Nombre de petits enfants (hommes de la 2ème génération) parmi 3 ».

On sait que $X\to B(3\,,0{,}25)$.

On a :

$$P(X=k)=C_3^k.(0{,}25)^k.(0{,}75)^{3-k}$$

$$P(X=0)=\frac{27}{64}$$

$$P(X=1)=\frac{27}{64}$$

$$P(X=2)=\frac{9}{64}$$

$$P(X=3)=\frac{1}{64}$$

4. On a :

$$E(X)=n.p$$

D'où :

$$E(X)=0{,}75$$

Exercice 33

On pose l'événement M « Etre atteint de la maladie » , $p=P(M)=0{,}01$

A. $f(x)=10.\left(x+\frac{100}{x}\right)$ sur $[1\,,1000]$

$f(1)=1010$ $\qquad$ $f(1000)=10001$

$$\forall x\in[1\,,1000]\ ,\qquad f'(x)=\frac{10.x^2-1000}{x^2}$$

Tableau de variation :

x	1		10		1000
$f'(x)$		$-$	0	$+$	
$f(x)$	1010	↘	200	↗	1001

On a :

$$f(x) = 1000 \Rightarrow x^2 - 100.x + 100 = 0 \Rightarrow x_1 = 1{,}02 \text{ ou } x_2 = 98{,}98$$

L'ensemble de solutions de l'équation est donc :

$$S = \{1{,}02\,,\ \ 98{,}98\}$$

On a :

$$f(x) < 1000 \Rightarrow x^2 - 100.x + 100 < 0 \Rightarrow x \in \,]1{,}02\,, 98{,}98[$$

D'où :

$$x \in \,]1{,}02\,, 98{,}98[$$

B.

1. Soit la v.a. T « Nombre de personnes atteintes de la maladie dans un groupe ».
   - **a.** On sait que $T \to B(k\,, 0{,}01)$.
   - **b.** On a :

     $$p = P(T = 0) = C_k^0(0{,}01)^0.(0{,}99)^k = (0{,}99)^k$$

     D'où :

     $$p = (0{,}99)^k$$

     On a :

     $$q = P(T \geq 1) = 1 - P(T = 0) = 1 - p = 1 - (0{,}99)^k$$

     D'où :

     $$q = 1 - (0{,}99)^k$$

2. Soient les v.a. X « Nombre de groupes négatifs » et Y « Nombre de groupes positifs ».
   - **a.** On sait que $X \to B(n\,, (0{,}99)^k)$ et , $Y \to B(n\,, 1 - (0{,}99)^k)$
   - **b.** On a :

     $$E(X) = n.(0{,}99)^k \text{ et } E(Y) = n.(1 - (0{,}99)^k))$$

3. Soit la v.a. Z « Nombre d'analyses dans la méthode B ».

   On a :

   $$Z = X + (k + 1).Y$$

D'où :

$$E(Z) = E(X) + (k+1).E(Y) = n + n.k - (0{,}99)^k.n$$

C.

1. On sait que :

$$(0{,}99)^k \approx 1 - \frac{k}{100}$$

Après avoir remplacé cette approximation dans l'expression de $E(Z)$, on obtient :

$$E(Z) \approx 10.\left(k + \frac{100}{k}\right) = f(k)$$

2. La méthode B est plus efficace que la méthode A si $E(Z) < 1000$.
On a :

$$E(Z) < 1000 \Leftrightarrow f(k) < 1000 \Leftrightarrow k \in]1{,}02\,,98{,}98[$$

avec k un entier naturel tel que $n.k = 1000$.
Donc :

$$k \in \{2,4,5,8,10,20,25,40,50\}$$

3. Pour que la méthode B soit la plus efficace, il suffit que $E(Z)$ soit minimale. D'après le tableau de variation, la méthode B est la plus efficace lorsque $k = 10$. Dans ce cas,

$$E(Z) = 200$$

Exercice 34

On pose l'événement S « Avoir une réaction sérologique ».

A.

1. On considère la v.a. T « Nombre de personnes ayant une réaction sérologique parmi 6 ».
2. On sait que $T \to B(6\,,0{,}2)$.
On a :

$$P(T = 0) = C_6^0.(0{,}2)^0.(0{,}8)^6 = 0{,}26$$

D'où :

$$P(T = 0) = 0{,}26$$

3. La probabilité de faire une analyse par heure est égale à celle pour qu'aucune des 6 personnes n'ait une réaction sérologique, c'est-à-dire que :

$$P(T = 0) = 0{,}26$$

La probabilité d'en faire sept est égale à celle pour qu'au moins une des 6 personnes ait une réaction sérologique, c'est-à-dire que :

$$P(T \geq 1) = 1 - P(T = 0) = 0{,}74$$

D'où :

$$P(T \geq 1) = 0{,}74$$

4. On considère les variables aléatoires suivantes :
X « Nombre d'heures où on fait une analyse par heure »,
Y « Nombre d'heures où on fait sept analyses par heure »,
Z « Nombre d'analyses par la méthode A au cours de 1000 heures de consultation ».

On a :
$X \to B(1000\,,0{,}2)$ et $Y \to B(1000\,,0{,}74)$
D'où :

$Z = X + 7.Y \Rightarrow E(Z) = E(X) + 7.E(Y) = 1000.0{,}26 + 7.1000.0{,}74 = 5440$
On fera, en moyenne, 5440 analyses par la méthode A au cours de 1000 heures de consultation.

B.

1. On considère la v.a. U « Nombre de personnes ayant une réaction sérologique dans un groupe de 2 personnes ».

On sait que $U \to B(2\,,0{,}2)$.

La probabilité pour qu'un groupe soit négatif est égale à celle pour qu'aucune des 2 personnes n'ait une réaction sérologique, c'est-à-dire que :

$$P(U = 0) = C_2^0.(0{,}2)^0.(0{,}8)^2 = 0{,}64$$

D'où :

$$P(U = 0) = 0{,}64$$

2.

a. On pose l'événement A « Groupe semi-positif ».
On a :

$$P(A) = P(\overline{S}/U \geq 1).P(U \geq 1) = P(\overline{S}/U \geq 1).\big(1 - P(U = 0)\big) =$$
$$= 0{,}8.(1 - 0{,}64) = 0{,}29$$

D'où :

$$P(A) = 0{,}29$$

b. On pose l'événement B « Groupe positif ».
On a :

$$P(B) = P\Big((S \cap S) \cup \big(S \cap \overline{S}\big)/U \geq 1\Big).P(U \geq 1) =$$
$$= \Big(\big(P(S/U \geq 1)\big)^2 + P(S/U \geq 1).P\big(\overline{S}/U \geq 1\big)\Big).P(U \geq 1) =$$
$$= ((0{,}2)^2 + 0{,}2.0{,}8).0{,}36 = 0{,}07$$

D'où :

$$P(B) = 0{,}07$$

3. La probabilité de faire une analyse dans un groupe est égale à celle pour qu'aucune des 2 personnes n'ait une réaction sérologique, c'est-à-dire que :

$$P(U = 0) = 0{,}64$$

La probabilité d'en faire deux est égale à celle pour qu'un groupe soit semi-positif, c'est-à-dire que :

$$P(A) = 0{,}29$$

La probabilité d'en faire trois est égale à celle pour qu'un groupe soit positif, c'est-à-dire que :

$$P(B) = 0{,}07$$

4. On considère les variables aléatoires suivantes :

G_1 « Nombre de groupes négatifs parmi 3000 »,

G_2 « Nombre de groupes semi-positifs parmi 3000 »,

G_3 « Nombre de groupes positifs parmi 3000 »,

Z' « Nombre d'analyses par la méthode B au cours de 1000 heures de consultation ».

On a :

$G_1 \to B(3000\,,0{,}64)$, $G_2 \to B(3000\,,0{,}29)$ et $G_3 \to B(3000\,,0{,}07)$

On a :

$$Z' = G_1 + 2.G_2 + 3.G_3 \Rightarrow E(Z') = E(G_1) + 2.E(G_2) + 3.E(G_3) =$$
$$= 3000.0{,}64 + 2.3000.0{,}29 + 3.3000.0{,}07 = 4290$$

D'où :

$$E(Z') = 4290$$

On fera, en moyenne, 4290 analyses par la méthode B au cours de 3000 heures de consultation.

C. La méthode B est la méthode la plus efficace.

Exercice 35

1. Soit l'événement M « Etre albinos ».

On a :

$$p = P(M) = \frac{k}{n} = \frac{200}{1000} = 0{,}02$$

(Assimilation de la fréquence à la probabilité d'après la loi faible des grands nombres).

2. La v.a. X considérée est « Nombre d'albinos sur un échantillon de 100 personnes ».

On sait que $X \to B(100\,,0{,}02)$.

3. On a :

$$E(X) = n.p$$
$$V(X) = n.p.q$$

avec $q = 1 - p$.

D'où :

$$E(X) = 2 \quad , \quad V(X) = 1{,}96$$

4.

a. On a :

$$P(X = 1) = C_{100}^{1}.(0{,}02)^{1}.(0{,}98)^{99}$$

D'où :

$$P(X = 1) = 0{,}27$$

b. On a :

$$P(X > 2) = 1 - P(X \leq 2) = 1 - P(X = 2) - P(X = 1) - P(X = 0) =$$
$$= 1 - C_{100}^{2}.(0{,}02)^{2}.(0{,}98)^{98} - C_{100}^{1}.(0{,}02)^{1}.(0{,}98)^{99} +$$
$$- C_{100}^{0}.(0{,}02)^{0}.(0{,}98)^{100}$$

D'où :

$$P(X > 2) = 0{,}32$$

Autre méthode :

On pourra utiliser la loi de POISSON car les conditions d'approximation de la loi binomiale par la loi de POISSON sont remplies. Le paramètre de la loi de POISSON est pris égal à la moyenne de la loi binomiale.

On a donc $X \to P(2)$.

$$P(X = k) = e^{-2}.\frac{2^k}{k!}$$

a. On a :

$$P(X = 1) = e^{-2}.\frac{2^1}{1!}$$

D'où :

$$P(X = 1) = 0{,}27$$

b. On a :

$$P(X > 2) = 1 - e^{-2}.\frac{2^2}{2!} - e^{-2}.\frac{2^1}{1!} - e^{-2}.\frac{2^0}{0!} = 1 - 5.e^{-2}$$

D'où :

$$P(X > 2) = 0{,}32$$

Exercice 36

Soient les événements suivants :

R^+ « Etre de rhésus positif » , $P(R^+) = 0{,}85$

R^- « Etre de rhésus négatif » , $P(R^-) = 0{,}15$

1. On a :

$P(R^+ \cap R^+) = P(R^+).P(R^+) = 0{,}72$

$P(R^+ \cap R^-) = P(R^+).P(R^-) = 0{,}13$

$P(R^- \cap R^+) = P(R^-).P(R^+) = 0{,}13$

$P(R^- \cap R^-) = P(R^-).P(R^-) = 0{,}02$

		Rhésus du père	
		R^+ 0,85	R^- 0,15
Rhésus de la mère	R^+ 0,85	$R^+ \cap R^+$ 0,72	$R^- \cap R^+$ 0,13
	R^- 0,15	$R^+ \cap R^-$ 0,13	$R^- \cap R^-$ 0,02

2. Soit l'événement M « Nouveau-né malade ».

On a :

$$P(M/R^+ \cap R^-) = 0{,}08$$

Donc :

$$P(M) = P(M/R^+ \cap R^-).P(R^+ \cap R^-)$$

D'où :

$$P(M) = 0{,}01$$

3. Soit la v.a. X « Nombre de nouveau-nés malades parmi 100 ».

On sait que $X \to B(100\,,0{,}01)$.

a. On a :

$$E(X) = n.P(M)$$

D'où :

$$E(X) = 1$$

b. On a :

$$P(X > 1) = 1 - P(X \leq 1) = 1 - P(X = 1) - P(X = 0) =$$
$$= 1 - C_{100}^{1}.(0{,}01)^{1}.(0{,}99)^{99} - C_{100}^{0}.(0{,}01)^{0}.(0{,}99)^{100}$$

D'où :

$$P(X > 1) = 0{,}26$$

c. Soit la v.a. Y « Nombre de nouveau-nés malades parmi 99 ».

On sait que $Y \to B(99\,,0{,}01)$.

On a :

$$P(Y \geq 1) = 1 - P(Y < 1) = 1 - P(Y = 0) =$$
$$= 1 - C_{99}^{0}.(0{,}01)^{0}.(0{,}99)^{99}$$

D'où :

$$P(Y \geq 1) = 0{,}63$$

Autre méthode :

On pourra utiliser la loi de POISSON car les conditions d'approximation de la loi binomiale par la loi de POISSON sont remplies.

On a :

$$E(X) = 1$$
$$E(Y) = n.P(M) = 99.0{,}01 = 0{,}99$$

Donc :

$$X \to P(1) \text{ et } Y \to P(0{,}99)$$

On a :

$$P(X > 1) = 1 - e^{-1}.\frac{1^1}{1!} - e^{-1}.\frac{2^0}{0!} = 1 - 2.e^{-1} = 0{,}26$$

$$P(Y \geq 1) = 1 - P(Y < 1) = 1 - P(Y = 0) = 1 - e^{-0{,}99}.\frac{(0{,}99)^0}{0!} = 0{,}63$$

Exercice 37

Soient les événements suivants :

XX « Individu du génotype XX » , $P(XX) = 0{,}7$

Xx « Individu du génotype Xx » , $P(Xx) = 0{,}2$

xx « Individu du génotype xx » , $P(xx) = 0{,}1$

1. On a :

$P(XX \cap XX) = P(XX).P(XX) = 0{,}49$

$P(XX \cap Xx) = P(Xx \cap XX) = P(XX).P(Xx) = 0{,}14$

$P(XX \cap xx) = P(xx \cap XX) = P(XX).P(xx) = 0{,}07$

$P(Xx \cap Xx) = P(Xx).P(Xx) = 0{,}04$

$P(Xx \cap xx) = P(xx \cap Xx) = P(Xx).P(xx) = 0{,}02$

$P(xx \cap xx) = P(xx).P(xx) = 0{,}01$

		Génotype du père		
		$\boldsymbol{XX}$ **0,7**	$\boldsymbol{Xx}$ **0,2**	$\boldsymbol{xx}$ **0,1**
Génotype de la mère	$\boldsymbol{XX}$ 0,7	$XX \cap XX = C_1$ 0,49	$Xx \cap XX = C_2$ 0,14	$xx \cap XX = C_3$ 0,07
	$\boldsymbol{Xx}$ 0,2	$XX \cap Xx = C_4$ 0,14	$Xx \cap Xx = C_5$ 0,04	$xx \cap Xx = C_6$ 0,02
	$\boldsymbol{xx}$ 0,1	$XX \cap xx = C_7$ 0,07	$Xx \cap xx = C_8$ 0,02	$xx \cap xx = C_9$ 0,01

2.

a. On pose l'événement XX_1 « Enfant (de la 1ère génération) de génotype XX ».

$$P(XX_1) = P(XX_1/C_1).P(C_1) + P(XX_1/C_2).P(C_2) + P(XX_1/C_4).P(C_4) + $$
$$+P(XX_1/C_5).P(C_5) = 1.0{,}49 + 2.\frac{1}{2}.0{,}14 + \frac{1}{4}.0{,}04 = 0{,}64$$

D'où :

$$P(XX_1) = 0{,}64$$

b. On pose l'événement Xx_1 « Enfant (de la 1ère génération) de génotype Xx ».

$$P(Xx_1) = \sum_{i=2}^{8} P(Xx_1/C_i).P(C_i) = \frac{1}{2}.0{,}14 + 1.0{,}07 + \frac{1}{2}0{,}14 + \frac{1}{2}.0{,}04 +$$
$$+\frac{1}{2}0{,}02 + 1.0{,}07 + \frac{1}{2}.0{,}02 = 0{,}32$$

D'où :

$$P(Xx_1) = 0{,}32$$

c. On pose l'événement xx_1 « Enfant (de la 1ère génération) de génotype xx ».

$P(xx_1) = 1 - P(XX_1) - P(Xx_1)$

D'où :

$$P(xx_1) = 0{,}04$$

3. Soit la v.a. X « Nombre d'enfants anormaux parmi 3 ».

On a :

$$P(X=2) = P(X=2/C_5).P(C_5) + P(X=2/C_6).P(C_6) + P(X=2/C_8).P(C_8) +$$
$$+P(X=2/C_9).P(C_9) = C_3^2.\left(\frac{1}{4}\right)^2.\left(\frac{3}{4}\right)^1.0{,}04 + C_3^2.\left(\frac{1}{2}\right)^2.\left(\frac{1}{2}\right)^1.0{,}02 +$$
$$+C_3^2.\left(\frac{1}{2}\right)^2.\left(\frac{1}{2}\right)^1.0{,}02 + C_3^2.(1)^2.(1-1)^1.0{,}01 = 0{,}02$$

D'où :

$$P(X=2) = 0{,}02$$

4.

a. On a :

$$P\big(C_5/(X=2)\big) = \frac{P\big((X=2)\cap C_5\big)}{P(X=2)} = \frac{P\big((X=2)/C_5\big).P(C_5)}{P\big((X=2)\big)} =$$
$$= \frac{C_3^2.\left(\frac{1}{4}\right)^2.\left(\frac{3}{4}\right)^1.0{,}04}{0{,}02}$$

D'où :

$$P\big(C_5/(X=2)\big) = 0{,}28$$

b. On a :

$$P\big(C_8/(X=2)\big) = \frac{P\big((X=2)\cap C_8\big)}{P(X=2)} = \frac{P\big((X=2)/C_8\big).P(C_8)}{P\big((X=2)\big)} =$$

$$= \frac{C_3^2.\left(\frac{1}{2}\right)^2.\left(\frac{1}{2}\right)^1.0{,}02}{0{,}02}$$

D'où :

$$P\big(C_8/(X=2)\big) = 0{,}375$$

5. Soit la v.a. Y « Nombre d'enfants anormaux dans une classe de 25 enfants ».

On sait que $Y \to B(25\,,0{,}04)$.

On a :

$$E(Y) = 25.0{,}04 = 1$$

D'où :

$$E(Y) = 1$$

et

$$P(Y=0) = C_{25}^0.(0{,}04)^0.(0{,}96)^{25} = 0{,}36$$

D'où :

$$P(Y=0) = 0{,}36$$

Exercice 38

1. On pose l'événement A « Avoir tous les tests négatifs ».

On a :

$$P(M) = \frac{10}{200} = 0{,}05$$

(Assimilation de la fréquence à la probabilité d'après la loi faible des grands nombres).

2. Soit la v.a. X « Nombre de tests positifs par personne ».

On sait que $X \to P(\lambda)$ avec $\lambda = E(X)$.

On a :

$$P(X=0) = e^{-\lambda}.\frac{\lambda^0}{0!} = e^{-\lambda} = P(M) = 0{,}05 \Rightarrow \lambda = -ln0{,}05$$

D'où :

$$\lambda = 3$$

3. On a :

$$P(X \geq 1) = 1 - P(X=0) = 1 - 0{,}05 = 0{,}95$$

D'où :

$$P(X \geq 1) = 0{,}95$$

Exercice 39

1. $P(-1{,}96 \leq T \leq 1{,}96) = F(1{,}96) - F(-1{,}96) = 2.F(1{,}96) - 1$

D'où :

$$P(-1{,}96 \leq T \leq 1{,}96) = 0{,}95$$

2. $P(T \geq 1{,}96) = 1 - P(T \leq 1{,}96) = 1 - F(1{,}96)$

D'où :

$$P(T \geq 1{,}96) = 0{,}95$$

3. $P(-0{,}42 \leq T \leq 1{,}15) = F(1{,}15) - F(-0{,}42) = F(1{,}15) + F(0{,}42) - 1$

D'où :

$$P(-0{,}42 \leq T \leq 1{,}15) = 0{,}538$$

4. $P(-2{,}55 \leq T \leq 1{,}37) = F(1{,}37) - F(-2{,}55) = F(1{,}37) + F(2{,}55) - 1$

D'où :

$$P(-2{,}55 \leq T \leq 1{,}37) = 0{,}91$$

5. $P(0{,}18 \leq T \leq 0{,}89) = F(0{,}89) - F(0{,}18)$

D'où :

$$P(0{,}18 \leq T \leq 0{,}89) = 0{,}242$$

6. $P(-x \leq T \leq x) = 0{,}99 \Rightarrow F(x) - F(-x) = 0{,}99 \Rightarrow 2.F(x) - 1 = 0{,}99$

$$\Rightarrow F(x) = 0{,}995$$

D'où :

$$x = 2{,}55$$

Exercice 40

Soit $X \to N(20\,,5)$.

On pose :

$$T = \frac{X - 20}{5} \to N(0\,,1)$$

1.

a. $P(X \leq 24) = P(T \leq 0{,}8) = F(0{,}18)$

D'où :

$$P(X \leq 24) = 0{,}788$$

b. $P(X \geq 18{,}2) = P(T \geq -0{,}36) = 1 - P(T \leq -0{,}36) = 1 - F(-0{,}36) =$
$= F(0{,}36)$

D'où :

$$P(X \geq 18{,}2) = 0{,}641$$

c. $P(21 \leq X \leq 21{,}6) = P(0{,}2 \leq T \leq 0{,}32) = F(0{,}32) - F(0{,}2)$

D'où :

$$P(21 \leq X \leq 21{,}6) = 0{,}047$$

2.

a. $P(X \leq a) = 0{,}6 \Rightarrow P\left(T \leq \frac{a-20}{5}\right) = 0{,}6 \Rightarrow F\left(\frac{a-20}{5}\right) = 0{,}6 \Rightarrow \frac{a-20}{5} = 0{,}25$

D'où :

$$a = 21{,}25$$

b. $P(X \leq b) = 0{,}36 \Rightarrow P\left(T \leq \frac{b-20}{5}\right) = 0{,}36 \Rightarrow F\left(\frac{b-20}{5}\right) = 0{,}36$

$$\Rightarrow 1 - F\left(-\frac{b-20}{5}\right) = 0{,}36 \Rightarrow F\left(-\frac{b-20}{5}\right) = 0{,}64$$

$$\Rightarrow -\frac{b-20}{5} = 0{,}36$$

D'où :

$$b = 18{,}2$$

c. $P(X \geq c) = 0{,}8 \Rightarrow P\left(T \geq \frac{c-20}{5}\right) = 0{,}8 \Rightarrow 1 - P\left(T \leq \frac{c-20}{5}\right) = 0{,}8$

$$\Rightarrow 1 - F\left(\frac{c-20}{5}\right) = 0{,}8 \Rightarrow F\left(\frac{c-20}{5}\right) = 0{,}2$$

$$\Rightarrow 1 - F\left(-\frac{c-20}{5}\right) = 0{,}2 \Rightarrow F\left(-\frac{c-20}{5}\right) = 0{,}8$$

$$\Rightarrow -\frac{c-20}{5} = 0{,}84$$

D'où :

$$c = 15{,}8$$

d. $P(m - d \leq X \leq m + d) = 0{,}21 \Rightarrow P\left(-\frac{d}{5} \leq T \leq \frac{d}{5}\right) = 0{,}21$

$$\Rightarrow F\left(\frac{d}{5}\right) - F\left(-\frac{d}{5}\right) = 0{,}21 \Rightarrow 2.F\left(\frac{d}{5}\right) - 1 = 0{,}21$$

$$\Rightarrow F\left(\frac{d}{5}\right) = 0{,}605 \Rightarrow \frac{d}{5} = 0{,}27$$

D'où :

$$d = 1{,}35$$

Exercice 41

Soit la v.a. X « Concentration d'une substance sanguine d'une personne ».

On a $X \to N(125\,,100)$.

On pose :

$$T = \frac{X - 125}{10} \to N(0\,,1)$$

1. On a :

$P(X \leq 110) = P(T \leq -1{,}5) = F(-1{,}5) = 1 - F(1{,}5)$

D'où :

$$P(X \leq 110) = 0{,}067$$

2. On a :

$P(120 \leq X \leq 130) = P(-0{,}5 \leq T \leq 1{,}5) = F(0{,}5) - F(-0{,}5) =$

$= 2.F(0{,}5) - 1$

D'où :

$$P(120 \leq X \leq 130) = 0{,}382$$

Exercice 42

Soit la v.a. X « Taille d'une personne ».

$$X \to N(169\,,31{,}36)$$

On pose :

$$T = \frac{X - 169}{5{,}6} \to N(0\,,1)$$

1. On a :
$P(X \leq 155) = P(T \leq -25) = F(-2{,}5) = 1 - F(2{,}5)$
D'où :
$$P(X \leq 155) = 0{,}006$$
2. On a $P(a \leq X \leq b) = 0{,}7$ tel que $b - 169 = 169 - a$.
$$P\left(\frac{a-169}{5{,}6} \leq T \leq \frac{b-169}{5{,}6}\right) = 0{,}7 \Rightarrow F\left(\frac{b-169}{5{,}6}\right) - F\left(\frac{a-169}{5{,}6}\right) = 0{,}7$$
$$\Rightarrow F\left(\frac{b-169}{5{,}6}\right) - F\left(-\frac{b-169}{5{,}6}\right) = 0{,}7 \Rightarrow 2.F\left(\frac{b-169}{5{,}6}\right) - 1 = 0{,}7$$
$$\Rightarrow F\left(\frac{b-169}{5{,}6}\right) = 0{,}85 \Rightarrow \frac{b-169}{5{,}6} = 1{,}03$$
D'où :
$$b = 174{,}77$$
et
$$a = 163{,}23$$

Exercice 43

On a $\boldsymbol{P = 0,4}$.

1. Soit la v.a. X « Nombre de personnes présentant le caractère A parmi 24000 ».
On a :
$$X \to B(2400\,, 0{,}4)$$
2. On a :
$$E(X) = 2400.0{,}4 = 960$$
et
$$V(X) = 2400.0{,}4.0{,}6 = 576$$
D'où :
$$E(X) = 960 \quad , \quad V(X) = 576$$
3. Il s'agit de calculer :
$$P(X > 1000) = P(X = 1001) + \cdots + P(X = 2400)$$
Le calcul présente d'un maniement difficile. On pourra utiliser la loi normale car les conditions d'approximation de la loi binomiale par la loi normale sont vérifiées.
On a donc :
$$X \to N(960\,, 576)$$
On pose :
$$T = \frac{X-960}{\sqrt{576}} = \frac{X-960}{24} \to N(0\,,1)$$
$P(X > 1000) = P(T > 1{,}66) = 1 - P(T < 1{,}66) = 1 - F(1{,}66)$
D'où :
$$P(X > 1000) = 0{,}048$$

$$P(888 \leq X \leq 1008) = P(-3 \leq T \leq 2) = F(2) - F(-3) = F(2) + F(3) - 1$$

D'où :

$$P(888 \leq X \leq 1008) = 0{,}977$$

Exercice 44

Soit la v.a. X « Concentration de S d'une personne ».

On sait que $X \to N(m\,,\sigma^2)$

$$P(X < 100) = 0{,}6 \quad , \quad P(X > 120) = 0{,}05$$

1. On a :

$$P(X > 100) = 1 - P(X < 100) = 0{,}4$$

D'où :

$$P(X > 100) = 0{,}4$$

Remarque : Toutes les fréquences ont été assimilées à des probabilités puisque l'observation a été portée sur un grand nombre de personnes (loi faible des grands nombres).

2. On pose :

$$T = \frac{X - m}{\sigma} \to N(0\,,1)$$

$$P(X > 100) = 0{,}4 \Rightarrow P\left(T > \frac{100 - m}{\sigma}\right) = 0{,}4 \Rightarrow 1 - P\left(T < \frac{100 - m}{\sigma}\right) = 0{,}4$$

$$\Rightarrow P\left(T < \frac{100 - m}{\sigma}\right) = 0{,}6 \Rightarrow F\left(\frac{100 - m}{\sigma}\right) = 0{,}6 \Rightarrow \frac{100 - m}{\sigma} = 0{,}25$$

Donc :

$$m + 0{,}25.\sigma = 100$$

D'autre part,

$$P(X > 120) = 0{,}05 \Rightarrow P\left(T > \frac{120 - m}{\sigma}\right) = 0{,}05$$

$$\Rightarrow 1 - P\left(T < \frac{120 - m}{\sigma}\right) = 0{,}05 \Rightarrow F\left(\frac{120 - m}{\sigma}\right) = 0{,}95$$

Donc :

$$m + 1{,}64.\sigma = 120$$

Ces deux équations donnent :

$$m = 96{,}41 \quad \text{et} \quad \sigma = 14{,}38$$

3. On a :

$$P(X > 125) = P(T > 1{,}98) = 1 - P(T < 1{,}98) = 1 - F(1{,}98)$$

D'où :

$$P(X > 125) = 0{,}024$$

4. Soit le seuil pathologique $\alpha = 125$.

Soit la v.a. Y « Nombre de personnes à soigner dans une population de 10000 personnes ».

On sait que $Y \to B(10000\,,0{,}024)$.

Il s'agit de déterminer l'espérance mathématique de Y.

$$E(Y) = 10000.0{,}024 = 240$$

Il y a en moyenne 240 personnes à soigner.

5. On détermine α tel que $P(X > \alpha) = 0{,}1$.

$$P(X > \alpha) = 0{,}1 \Rightarrow P\left(T > \frac{\alpha-96{,}41}{14{,}38}\right) = 0{,}1 \Rightarrow 1 - P\left(T < \frac{\alpha-96{,}41}{14{,}38}\right) = 0{,}1$$

$$\Rightarrow P\left(T < \frac{\alpha-96{,}41}{14{,}38}\right) = 0{,}9 \Rightarrow F\left(\frac{\alpha-96{,}41}{14{,}38}\right) = 0{,}9 \Rightarrow \frac{\alpha-96{,}41}{14{,}38} = 1{,}28$$

D'où :

$$\alpha = 114{,}81$$

6. D'après les questions 4. et 5. , on voit très bien que la variation du seuil pathologique entraîne une variation en sens contraire du nombre de personnes à soigner.

Exercice 45

Soit la v.a. X « Quantité d'urée dans le sang d'une personne ».

On a $X \to N(27\,,25)$.

On pose :

$$T = \frac{X-27}{5} \to N(0\,,1)$$

1. On a :

$P(X < 24{,}5) = P(T < -0{,}5) = F(-0{,}5) = 1 - F(0{,}5)$

D'où :

$$P(X < 24{,}5) = 0{,}309$$

2. On détermine α tel que $P(X > \alpha) = 0{,}028$.

$$P(X > \alpha) = 0{,}028 = P\left(T > \frac{\alpha-27}{5}\right) = 0{,}028 \Rightarrow 1 - P\left(T < \frac{\alpha-27}{5}\right) = 0{,}028$$

$$\Rightarrow P\left(T < \frac{\alpha-27}{5}\right) = 0{,}972 \Rightarrow F\left(\frac{\alpha-27}{\sigma}\right) = 0{,}972 \Rightarrow \frac{\alpha-27}{\sigma} = 1{,}91$$

D'où :

$$\alpha = 36{,}55$$

Exercice 46

Soit la v.a. X « Taux de cholestérol d'une personne ».

On a $X \to N(m\,,\sigma^2)$.

$P(X < 165) = 0{,}58$, $P(165 < X < 180) = 0{,}38$, $P(X > 180) = 0{,}04$

On pose :

$$T = \frac{X-m}{\sigma} \to N(0\,,1)$$

1. On a :

$$P(X > 165) = 1 - P(X < 165)$$

D'où :

$$P(X > 165) = 0{,}42$$

2. $P(X > 165) = 0{,}42 \Rightarrow P\left(T > \frac{165-m}{\sigma}\right) = 0{,}42 \Rightarrow 1 - P\left(T < \frac{165-m}{\sigma}\right) = 0{,}42$

$\Rightarrow P\left(T < \frac{165-m}{\sigma}\right) = 0{,}58 \Rightarrow F\left(\frac{165-m}{\sigma}\right) = 0{,}58 \Rightarrow \frac{165-m}{\sigma} = 0{,}2$

Donc :

$$m + 0{,}2.\sigma = 165$$

D'autre part,

$P(X > 180) = 0{,}04 \Rightarrow P\left(T > \frac{180-m}{\sigma}\right) = 0{,}04$

$\Rightarrow 1 - P\left(T < \frac{180-m}{\sigma}\right) = 0{,}04 \Rightarrow P\left(T < \frac{180-m}{\sigma}\right) = 0{,}96$

$\Rightarrow F\left(\frac{165-m}{\sigma}\right) = 0{,}96 \Rightarrow \frac{165-m}{\sigma} = 1{,}75$

Donc :

$$m + 1{,}75.\sigma = 180$$

Ces deux équations donnent :

$$m = 163{,}07 \qquad \text{et } \sigma = 9{,}67$$

3. Soit le seuil pathologique $\alpha = 184$.

On a :

$P(X > 184) = P(T > 2{,}16) = 1 - F(2{,}16)$

Donc :

$$P(X > 184) = 0{,}015$$

Soit la v.a. Y « Nombre de personnes qui doivent subir le traitement parmi 100000 personnes ».

On sait que $Y \rightarrow B(100000\,,0{,}015)$.

Il s'agit de déterminer l'espérance de mathématique de Y.

$$E(Y) = 100000.0{,}015 = 1500$$

Il y a en moyenne 1500 personnes qui doivent subir le traitement.

Exercice 47

1. On pose l'événement A « Recevoir un cas grave » , $P(A) = 0{,}2$

Soit la v.a. X « Nombre de cas graves parmi 6 blessés ».

On sait que $X \rightarrow B(6\,,0{,}2)$.

a. On a :

$$P(X = 0) = C_6^0.(0{,}2)^0.(0{,}8)^6$$

D'où :

$$P(X = 0) = 0{,}26$$

b. On a :

$$P(X = 1) = C_6^1.(0{,}2)^1.(0{,}8)^5$$

D'où :

$$P(X = 1) = 0{,}39$$

c. On a :

$$P(X > 1) = 1 - P(X \leq 1) = 1 - P(X = 1) - P(X = 0)$$

D'où :

$$P(X > 1) = 0{,}35$$

2.

a. Soit la v.a. Y « Nombre de nuits où on fait appel à un autre chirurgien pendant 7 jours ».

On sait que $Y \rightarrow B(7\,, 0{,}35)$.

On a :

$$P(Y \geq 1) = 1 - P(Y = 0) = 1 - C_7^0.(0{,}35)^0.(0{,}65)^7$$

D'où :

$$P(Y \geq 1) = 0{,}95$$

b. Soit la v.a. Z « Nombre de nuits où on fait appel à un autre chirurgien pendant 300 jours ».

On sait que $Z \rightarrow B(300\,, 0{,}35)$.

On a :

$$P(Z > 100) = P(Z = 101) + P(Z = 102) + \cdots + P(Z = 300)$$

Le calcul présente d'un maniement difficile. On pourra utiliser la loi normale car les conditions d'approximation de la loi binomiale par la loi normale sont vérifiées.

On a donc :

$$Z \rightarrow N(m\,, \sigma^2)$$

avec

$$m = E(Z) = 300.0{,}35 = 105$$

et

$$\sigma^2 = V(Z) = 300.0{,}35.0{,}65 = 68{,}25$$

On a :

$$P(Z > 100) = P\left(T > \frac{100-105}{\sqrt{68{,}25}}\right) = P(T > -0{,}6) = 1 - P(T < -0{,}6) =$$
$$= 1 - F(-0{,}6) = F(0{,}6)$$

D'où :

$$P(Z > 100) = 0{,}726$$

3. Soit la v.a. U « Nombre de nuits où on fait appel à un chirurgien de la clinique pendant 300 jours ».

On sait que $U \rightarrow B\big(300\,, P(X \geq 1)\big)$.

On a :

$$P(X \geq 1) = 0{,}74$$

Il s'agit de déterminer l'espérance de mathématique de U.

$$E(\,U) = 300.0{,}74 = 222$$

Il doit s'attendre en moyenne 222 jours à être dérangé.

Exercice 48

Soit la v.a. X « Taille d'une personne ».

On sait que $X \to N(m\,,\sigma^2)$.

1. On a :

$$P(X \geq m) = 0{,}5$$

2. On pose :

$$T = \frac{X - m}{\sigma} \to N(0\,,1)$$

On a :

$P(X \geq m + \sigma) = P(T \geq 1) = 1 - P(T \leq 1) = 1 - F(1)$

D'où :

$$P(X \geq m + \sigma) = 0{,}159$$

3.

a. La v.a. considéré est Y « Nombre d'individus de taille supérieure à $m + \sigma$ parmi 10 individus ».

On sait que $Y \to B(10\,,0{,}159)$.

b. On a :

$$P(Y \geq 1) = 1 - P(Y = 0) = 1 - C_{10}^{0}.(0{,}159)^0.(0{,}841)^{10}$$

D'où :

$$P(Y \geq 1) = 0{,}82$$

Exercice 49

Soient les v.a. suivantes :

X « Durée de trajet pour se rendre à son bureau »,

Y « Nombre de jours à être en retard parmi 250 jours ».

On sait que $X \to N(43\,,(3{,}5)^2)$ et $Y \to B\big(250\,,P(X > 50)\big)$.

On pose :

$$T = \frac{X - 43}{3{,}5} \to N(0\,,1)$$

On a :

$$P(X > 50) = P(T > 2) = 1 - P(T < 2) = 1 - F(2) = 1 - 0{,}977 = 0{,}023$$

On détermine l'espérance de mathématique de Y.

$$E\,(Y) = 250.0{,}023 = 5{,}75$$

Il doit s'attendre en moyenne 6 jours par an à être en retard.

Exercice 50

Soit la v.a. X « Taux d'urée dans le sang d'une personne saine ».

$E\,(X) = 26$.

1. On a :

$$P(21{,}14 \leq X \leq 30{,}86) = \frac{360000}{500000} = 0{,}72$$

(Assimilation de la fréquence à la probabilité d'après la loi faible des grands nombres).

2. On sait que $X \to N(26\,,\sigma^2)$.

a. On pose :

$$T = \frac{X-26}{\sigma} \to N(0\,,1)$$

$$P(21{,}14 \leq X \leq 30{,}86) = 0{,}72 \Rightarrow P\left(\frac{-4{,}86}{\sigma} \leq T \leq \frac{4{,}86}{\sigma}\right) = 0{,}72$$

$$\Rightarrow F\left(\frac{4{,}86}{\sigma}\right) - F\left(-\frac{4{,}86}{\sigma}\right) = 0{,}72 \Rightarrow 2.F\left(\frac{4{,}86}{\sigma}\right) - 1 = 0{,}72$$

$$\Rightarrow F\left(\frac{4{,}86}{\sigma}\right) = 0{,}86 \Rightarrow \frac{4{,}86}{\sigma} = 1{,}08$$

D'où :

$$\sigma = 4{,}5$$

b. On a :

$$P(X \leq 31) = P(T \leq 1{,}11) = F(1{,}11)$$

D'où :

$$P(X \leq 31) = 0{,}867$$

3. Soit la v.a. Y « Taux d'urée d'une personne atteinte de l'urémie ».
On sait que $Y \to N(40\,,(3{,}5)^2)$.

a. On pose :

$$T' = \frac{Y-40}{3{,}5} \to N(0\,,1)$$

On a :

$$P(Y \leq 33{,}4) = P(T' \leq -1{,}88) = F(-1{,}88) = 1 - F(1{,}88)$$

D'où :

$$P(Y \leq 33{,}4) = 0{,}03$$

b. On a :

$$P(X > 33{,}4) = P(T > 1{,}64) = 1 - P(T \leq 1{,}64) = 1 - F(1{,}64)$$

D'où :

$$P(X > 33{,}4) = 0{,}05$$

4. Soit le seuil pathologique $\alpha = 33{,}4$. On pose les événements suivants :
M « Etre atteint de l'urémie »,
T_+ « Avoir le taux d'urée supérieur à $33{,}4$ »,
T_- « Avoir le taux d'urée inférieur à $33{,}4$ ».

a. La probabilité pour que le médecin commette une erreur de décision est :

$$P\left(T_+/\overline{M}\right) = P(X > 33{,}4) = 0{,}05$$

C'est le risque d'erreur de 1ère espèce.

b. La probabilité pour que le médecin commette une erreur de décision est :

$$P(T_{-}/M) = P(Y \leq 33{,}4) = 0{,}03$$

C'est le risque d'erreur de 2ème espèce.

c. Le seuil pathologique choisit par le médecin est acceptable car les risques d'erreurs sont faibles.

5. On a $P(M) = 0{,}18$.

Il s'agit de calculer :

$$P(M/T_{+}) = \frac{P(T_{+}/M).P(M)}{P(T_{+}/M).P(M) + P\left(T_{+}/\overline{M}\right).P\left(\overline{M}\right)} =$$

$$= \frac{P(Y > 33{,}4).P(M)}{P(Y > 33{,}4).P(M) + P(X > 33{,}4).P\left(\overline{M}\right)} =$$

$$= \frac{0{,}97.0{,}18}{0{,}97.0{,}18 + 0{,}05.0{,}82} = 0{,}8$$

D'où :

$$P(M/T_{+}) = 0{,}8$$

STATISTIQUE INDUCTIVE

Enoncés

Exercice 1

Dans une population humaine, le taux moyen d'urée est de $26{,}4\ mg/100\ ml$ de sang avec un écart-type de $5{,}7\ mg/100\ ml$ de sang.

1. On prélève au hasard des échantillons de tailles $n > 30$ et on considère la v.a. $\overline{X}$ la moyenne d'échantillonnage. Quelle est la loi de probabilité suivie par $\overline{X}$? Entre quelles limites se situe $\overline{X}$ au risque de 5% ?

2. On prélève au hasard un échantillon de taille 40. Déterminer l'intervalle dans lequel se situe le taux moyen d'urée de l'échantillon au risque de 5%.

3. Si l'on a prélevé 80 échantillons de tailles 40, dans combien d'échantillons peut-on s'attendre à trouver un taux moyen d'urée compris entre les limites déterminées dans la question 2. ?

Exercice 2

On extrait au hasard un échantillon de taille 144 dans une population de moyenne $M = 4712$ et d'écart-type $\sigma = 6000$. Quelle est la probabilité pour que la moyenne de l'échantillon soit comprise entre 5692 et 6000 ?

Exercice 3

On mesure le taux de cholestérol sur 100 personnes tirées au hasard d'une population et on trouve que le taux moyen pour cet échantillon était de $195{,}4\ cg$ avec un écart-type de $45{,}6\ cg$.

1. Déterminer l'intervalle de confiance pour la moyenne de la population au risque :

a. 5%

b. 1%

2. Au risque de 5%, évaluer le nombre minimum de personnes nécessaires qui permettent de connaître la moyenne de la population à $1\ cg$ près. Est-il possible d'envisager un échantillon de cette taille ?

3. Un chercheur tente d'approcher la moyenne de la population par l'étude de l'échantillon. Combien de personnes devra-t-il prendre pour pouvoir affirmer, au risque de 5%, que cette moyenne est comprise entre 194 et $196\ cg$?

Exercice 4

Pour étudier un lot de fabrication de comprimés, on prélève au hasard 10 comprimés et on les pèse. On observe ainsi les 10 valeurs exprimées en grammes :

$$0{,}81 \quad 0{,}84 \quad 0{,}83 \quad 0{,}80 \quad 0{,}85 \quad 0{,}86 \quad 0{,}85 \quad 0{,}83 \quad 0{,}84 \quad 0{,}80$$

1. Calculer la moyenne et l'écart-type de cette série.

2. Déterminer, au risque de 1%, l'intervalle de confiance pour la moyenne de la population.

Exercice 5

La détermination du taux d'urée sanguine de 256 personnes d'une population donnée a conduit une valeur moyenne de $40{,}6\, mg/l$ et une variance de $64\, mg/l$.

1. Déterminer l'intervalle de confiance pour le taux moyen dans la population au risque de 5%.
2. Si l'on dispose de 200 échantillons de 256 personnes, on pourrait construire 200 intervalles, combien en moyenne contiendraient la moyenne de la population ?
3. Quelle devrait être la taille minimale de l'échantillon qui permettrait de connaître la moyenne de la population à $0{,}01\, mg/l$ près de la population ?

Exercice 6

Le taux moyen de prothrombine dans une population normale est de $20\, mg/100\, ml$ de plasma. Dans un échantillon de 40 patients atteints d'une déficience en vitamine K, le taux moyen de prothrombine est de $18{,}5\, mg/100\, ml$ et l'écart-type observé est de $4\, mg/100\, ml$.

1. Déterminer l'intervalle de confiance pour le taux moyen dans la population de patients au risque de 5%.
2. Comparer le taux moyen obtenu à la première question avec celui de la population normale. Que peut-on conclure ?

Exercice 7

Dans une population, la proportion de personnes atteinte d'une certaine maladie est de $0{,}25$. On extrait au hasard un échantillon de 300 personnes. Déterminer l'intervalle dans lequel se situe la proportion de malades dans cet échantillon au risque de 5%.

Exercice 8

Dans une population où le pourcentage de fumeurs est de 60%. On extrait au hasard un échantillon de 100 personnes. Quel est le risque de se tromper en affirmant que le pourcentage observé soit compris entre 50 et 70% ?

Exercice 9

Pour obtenir une estimation de personnes hyperglycémiques parmi les personnes âgées de plus de 60 ans dans une population. On extrait au hasard 170 personnes dans cette population; on constate que parmi celle-ci 34 sont hyperglycémiques.

1. Déterminer l'intervalle de confiance pour la proportion de personnes hyperglycémiques de la population au risque de 5%.
2. Si l'on dispose de 200 intervalles, combien en moyenne contiendraient la proportion de personnes hyperglycémiques de la population ?

Exercice 10

Un médicament a la probabilité $0{,}85$ d'être efficace contre une maladie. Un médecin applique le traitement à un échantillon de n malades et il veut déterminer la proportion obtenue à 1% près. Déterminer n, si ce médecin veut au maximum un risque de se tromper de 5%.

Exercice 11

Un médecin vérifie un nouveau médicament sur 100 malades ayant la leucémie. Après six ans, 60 sont encore vivants. Quelle proportion de tous leucémiques seront encore vivants après six ans de traitement avec ce nouveau médicament au risque de 5% ?

Exercice 12

Sur un échantillon de 600 sujets atteints de cancer des poumons on a trouvé 550 fumeurs. Que peut-on dire du pourcentage de fumeurs parmi les cancéreux au risque de 5% et au risque de 1% ? Peut-on déduire de ces résultats qu'il est dangereux de fumer ?

Exercice 13

Au cours d'une période, parmi les malades consultants en gastro-entérologie en raison de troubles digestifs, on a dépisté dans 80% des cas un ulcère de l'estomac. Si l'on vous indique que les limites de confiance de pourcentage, au risque de 5%, vont de 73 à 87% , quel était le nombre de consultants examinés pendant cette période ? Considérez-vous ce résultat comme valide ?

Exercice 14

On s'intéresse à la distribution de la glycémie dans la population de sujets atteints d'une maladie particulière M. Des études antérieures ont montré que dans cette population de malades, la moyenne exacte des glycémies est égale à $1{,}4\ g/l$. On dispose d'un échantillon de 12 sujets atteints de la maladie et on mesure le taux de glucose de chacun d'eux ; on a trouvé les taux suivants :

$$1{,}10 \quad 1{,}40 \quad 1{,}14 \quad 1{,}46 \quad 1{,}35 \quad 1{,}55 \quad 1{,}30 \quad 1{,}43 \quad 1{,}67 \quad 1{,}20 \quad 1{,}34 \quad 1{,}25$$

1. Calculer le taux moyen et l'écart-type de glucose des sujets de l'échantillon.

2. Au risque de 5%, le taux moyen observé est-il compatible avec l'hypothèse que le taux moyen de la population est de $1{,}4\ g/l$?

Exercice 15

Pour comparer deux traitements T_1 et T_2 destinés à combattre l'urémie, on constitue deux échantillons E_1et E_2 de malades (ayant au départ sensiblement le même taux d'urée dans le plasma) et auxquels on applique respectivement les traitements T_1 et T_2. A l'issue de ces traitements, on mesure les taux d'urée dans le plasma des individus de E_1 et de E_2 ; on a alors obtenu les résultats suivants exprimés en mg/l :

Echantillon	Taux d'urée
E_1	435 295 305 540 428 375 520 345 395 452 312 470
E_2	458 395 300 538 437 575 592 505 390 500

Au risque de 5%, comparer l'efficacité des traitements T_1 et T_2.

Exercice 16

Au cours d'une période une maladie M a été traitée dans hôpital suivant l'un des deux traitements T_1 et T_2. Le choix de T_1ou T_2 a été fait par le médecin lors de l'arrivée du malade à l'hôpital, après prise en considération du dossier médical du malade. Les médecins ont fait le bilan suivant des résultats obtenus par les deux traitements :

Traitements	T_1	T_2
Nombre de malades traités	300	100
Nombre de malades guéris	300	100
Durée moyenne d'hospitalisation	50	53
Variance des durées d'hospitalisation	90	110

Au risque de 5%, la différence des durées moyennes d'hospitalisation des malades traités par T_1 et par T_2 est-elle significative ? Quelles sont vos conclusions ?

Exercice 17

On se demande si un traitement T augmente le nombre de leucocytes du sang. Pour le savoir, on fait une expérience sur un échantillon de 74 individus, séparé par tirage au sort en deux groupes G_1et G_2 de 37 individus.

Avant tout traitement, on fait des prélèvements de sang et on a mesuré le nombre de leucocytes N_0 en centaines par mm^3 de sang.

Les résultats observés figurent au tableau suivant:

Groupe	Effectif	Moyenne de N_0	Variance de N_0
G_1	$n = 37$	$m_1 = 65{,}6$	$\sigma_1^2 = 386$
G_2	$n = 37$	$m_2 = 64{,}3$	$\sigma_2^2 = 365$

Les individus du groupe G_1 reçoivent le traitement T et ceux du groupe G_2 un placebo (produit inactif imitant dans sa présentation le traitement T). Le groupe

G_1 est nommé groupe « traité » et celui G_2 groupe « témoin ». Deux semaines plus tard, on a refait des prélèvements de sang et on a mesuré le nombre de leucocytes N_1. Les résultats des différences observées figurent au tableau suivant :

Groupe	Effectif	Moyenne de $(N_1 - N_0)$	Variance de $(N_1 - N_0)$
G_1	$n = 37$	$\mu_1 = 2{,}10$	$S_1^2 = 36{,}24$
G_2	$n = 37$	$\mu_2 = 1{,}97$	$S_2^2 = 34{,}44$

1. Avant tout traitement, les groupes G_1 et G_2 doivent être comparables pour la distribution du nombre de leucocytes. Est-ce bien le cas ? Justifier.
2. Pour chaque groupe, trouvez-vous une différence significative entre les nombres de leucocytes avant et après l'essai ?
3. Comparer les moyennes de $(N_1 - N_0)$ entre les deux groupes. Peut-on conclure que le traitement augmente le nombre de leucocytes du sang ?

Exercice 18

On veut juger l'efficacité d'un traitement T ayant pour but d'augmenter la glycémie. On dispose d'un ensemble de 14 sujets et pour chacun d'eux on mesure les taux de glucose avant et après le traitement T. Les résultats obtenus sont consignés dans le tableau ci-dessous (Les mesures sont exprimées en g/l de sang) :

Numéro du sujet	1	2	3	4	5	6	7	8	9	10	11	12	13	14
Avant le traitement	0,55	0,40	0,60	0,70	0,35	0,70	0,75	0,70	0,45	0,75	0,55	0,42	0,75	0,45
Après le traitement	1,00	0,60	0,60	0,65	0,75	0,85	1,20	0,60	0,75	0,60	0,55	0,50	1,10	0,80

1. Au risque de 5%, la différence des taux de glucose mesurés avant et après le traitement T est-elle significative ?
2. On dispose maintenant d'un groupe de 20 sujets et on mesure pour chacun d'eux le taux de glucose puis on administre un produit inactif imitant dans sa présentation le traitement étudié : le placebo. A l'issue de l'essai, on obtient la moyenne des différences (avant–après) égale à $-0{,}04\ g/l$ et l'écart-type des différences égal à $0{,}11\ g/l$. Trouvez-vous une différence significative entre les taux de glucose mesurés avant et après le placebo ?

3. Peut-on conclure que le traitement T augmente la glycémie ?

Exercice 19

En vue de connaître le « sex-ratio » (nombre de garçons/nombre de filles) on effectue un sondage portant sur 490000 enfants. On a dénombré 250000 garçons. Ce résultat est-il compatible avec l'hypothèse selon laquelle le sex-ratio est égal à 1 ?

Exercice 20

Dans une population qui comporte autant de garçons que de filles, une maladie a frappé 28 filles et 22 garçons. Cette maladie frappe-t-elle davantage les filles ?

Exercice 21

Afin de tester une solution toxique, on fait des injections à un groupe de 81 souris. On admet que l'injection est mortelle dans 80% des cas. Le fait que 22 souris ne soient pas mortes, est-il compatible avec l'hypothèse faite sur le pourcentage de mortalité ?

Exercice 22

Selon les lois de l'hérédité mendélienne on doit s'attendre à trouver une proportion théorique $p = 0{,}25$ de sourds muets de naissance lorsque les parents sont des consanguins porteurs d'un certain gène récessif. On extrait au hasard un échantillon de taille 300 d'une population de nouveau-nés issus de tels mariages. Faut-il écarter l'hypothèse selon laquelle la proportion de sourds muets dans la population est égale à $0{,}25$ si on observe :

1. 72 sourds muets ?

2. 96 sourds muets ?

Exercice 23

Pour 500 sujets traités pour un cancer grave, on donne ci-dessous le nombre de sujets encore vivants 1 an, 2 ans, 3 ans, 4 ans et 5 ans après le traitement.

Sujets encore vivants à	**Nombre de sujets**
1 an	270
2 ans	130
3 ans	50
4 ans	10
5 ans	0

1. Quelle est, en années, la durée moyenne de survie après le traitement ?

2. On considère la valeur 1,3 ans comme la valeur habituelle, en moyenne, sans traitement. La survie moyenne observée diffère-t-elle de 1,3 ans ? Peut-on conclure que le traitement provoque une durée de survie plus longue ?
3. Sous l'hypothèse de la distribution exponentielle des durées de survie avec le traitement, quelle est la probabilité pour qu'un sujet traité survive au bout d'un 1 an ? On pourra utiliser la valeur de la moyenne observée dans le calcul. Le taux observé de survie à 1 an est-il compatible avec l'hypothèse faite sur la distribution des durées de survie ?

Exercice 24

L'étude expérimentale d'un médicament a été pratiquée sur 100 malades divisés par tirage au sort en deux groupes A et B.

- Le groupe A composé de 60 malades a absorbé le médicament étudié.
- Le groupe B composé de 40 malades n'a absorbé qu'un produit inactif, le "placebo" extérieurement identique au médicament.

Les résultats sont les suivants :

- Groupe A : 40 malades guéris.
- Groupe B : 20 malades guéris.

Peut-on conclure à l'efficacité du médicament au risque de 5% ?

Exercice 25

Dans un service de maladies infectieuses, l'on observe des contaminations parmi les 100 employés qui constituent le personnel infirmier. On impose à 50 de ces personnes, tirées au hasard, des mesures de protection particulières et l'on observe alors chez elles, pendant une certaine période, 17 contaminations. Pendant la même la période, on note chez les 50 employés non protégés, 21 contaminations. Peut-on dire que le dispositif de protection est efficace ?

Exercice 26

On désire savoir si une nouvelle crème solaire (constituée d'un excipient E et d'un produit P) entraîne des réactions d'intolérance. Cette réaction se traduit par la variation du taux d'une substance S dans le sang, variation indépendante de l'effet du soleil. On fait l'étude pendant l'hiver et on applique la crème sur une région non découverte (les bras). On constitue par tirage au sort deux groupes de 40 sujets. Pendant huit jours consécutifs, les sujets du groupe 1 reçoivent une application quotidienne de la crème (excipient E+produit P) et les sujets du groupe 2 ne reçoivent que l'excipient E. Le groupe 1 et le groupe 2 ont appelés groupe traité et groupe témoin respectivement.

Le 1er et le 12ème jour on dose la concentration de la substance S dans le sang des sujets.

1. Le 1er jour de l'étude, le dosage de la substance S a donné les résultats suivants :

Groupe	Effectif	Moyenne	Variance
Traité	$n = 40$	$m_1 = 2{,}70$	$\sigma_1^2 = 1{,}95$
Témoin	$n = 40$	$m_2 = 2{,}20$	$\sigma_2^2 = 2{,}05$

Est-ce que les moyennes de S sont comparables dans les deux groupes ? Devrait-on s'attendre à un tel résultat ?

2. Au 10ème jour de l'étude, une épidémie de grippe s'abat sur la ville et atteint 27 sujets dans le groupe 1 et 22 sujets dans le groupe 2.

Les groupes 1 et 2 diffèrent-ils du point de vue de la fréquence des grippes ? Peut-on dire que la crème a influé sur le nombre de sujets atteints de la grippe ?

3. Au 12ème jour de l'étude, seuls les sujets non atteints par la grippe ont pu revenir au laboratoire pour leur 2ème prise de sang. Les résultats ainsi relevés pour la substance S ont permis d'établir dans chaque groupe la moyenne et la variance :

Groupe	Moyenne	Variance
Traité	$m_1' = 3{,}20$	$\sigma_1'^2 = 2{,}10$
Témoin	$m_2' = 2{,}46$	$\sigma_2'^2 = 1{,}85$

Trouvez-vous une différence significative entre les moyennes dans les deux groupes au 12ème jour ? Peut-on conclure que la crème solaire présente de réaction d'intolérance ?

Exercice 27

On veut comparer deux traitements notés A et B de leucémie aiguë. Les 90 malades soumis à cet essai thérapeutique sont répartis en deux groupes d'effectifs inégaux : 40 sujets pour le traitement A et 50 sujets pour le traitement B. Le critère de jugement est la durée de rémission complète, confirmée en mois (c'est-à-dire le délai pendant lequel les signes de la leucémie n'apparaissent pas cliniquement et biologiquement). Si un malade n'entre pas en rémission, sa durée de rémission sera considérée comme nulle.

1. On veut d'abord comparer les traitements A et B selon le critère suivant: rémission inférieure ou égale à 12 mois, rémission supérieure à 12 mois. Parmi les 50 des 90 malades qui présentent une rémission complète de plus de 12 mois, 20 ont été traités par le traitement A. Comparer, dans ces conditions, les traitements A et B en expliquant clairement le choix du test statistique utilisé.

2. On compare maintenant les traitements A et B selon la durée en mois de la rémission complète. Les résultats sont les suivants :

Traitement	**A**	**B**
$\sum x$	600	1000
$\sum x^2$	14300	25500

où x désigne la durée de rémission en mois.

Comparer les traitements A et B en expliquant clairement le choix du test statistique utilisé.

3. Interpréter les résultats.

Exercice 28

On applique deux traitements A et B à 60 malades tirés au sort (chaque malade subit le traitement A et le traitement B dans un ordre tiré au sort). On observe le tableau suivant :

	Succès avec le traitement B	**Insuccès avec le traitement B**
Succès avec le traitement A	23	5
Insuccès avec le traitement A	15	17

1. Les traitements A et B ont-ils la même efficacité ?
2. Y a-t-il une relation, pour un malade, entre les résultats par le traitement A et les résultats par le traitement B ?

Exercice 29

Pour étudier deux somnifères A et B, on les administre à 110 sujets insomniaques, recevant chacun une fois A et une autre fois B, dans un ordre tiré au sort. On obtient les durées de sommeils exprimées en heures.

1. Dans un premier temps, on compte comme « succès » une durée de sommeil supérieure à 5 (6 ou davantage). On obtient les résultats consignés dans le tableau suivant :

		Somnifère A	
		Durée < 6	**Durée** ≥ 6
Somnifère B	**Durée** < 6	30	18
	Durée ≥ 6	20	42

a. Les pourcentages de succès obtenus avec A et B diffèrent-ils significativement ?

b. Y a-t-il une relation entre les résultats obtenus avec A et avec B pour un même sujet ?

2. On prend maintenant comme critère de jugement la durée de sommeil exprimée en heures. Les résultats des différences observées d_i figurent au tableau suivant $(d_i = x_A - x_B)$:

$\sum d_i$	$\sum d_i^2$
63	589

Y a-t-il une différence entre les durées de sommeil obtenus avec A et avec B ?

3. Compte tenu des résultats obtenus, peut-on dire qu'un des deux somnifères est meilleur que l'autre ?

Exercice 30

On veut faire, au bout d'une semaine, l'étude comparée de l'efficacité de trois traitements amaigrissants T_1, T_2 et T_3. Dans ce but, on considère trois échantillons indépendants choisis au hasard dans une population d'obèses ayant sensiblement le même poids. Les traitements T_1, T_2 et T_3 sont respectivement appliqués aux échantillons E_1, E_2 et E_3. Pour chaque personne, on note la variation de poids, c'est à dire la différence entre le poids avant le traitement et le poids à l'issue du traitement. On a ainsi obtenu les résultats suivants :

Echantillons	E_1	E_2	E_3
Différences de poids (kg)	2,2	1,9	2,4
	3,1	2,7	2,8
	2,8	2,3	1,9
	2,0	2,8	2,3
	2,9	1,3	2,7
	3,2	1,7	1,8
	2,4	2,6	2,4
	2,3	2,4	1,6
	2,9	1,8	2,3
	3,7	1,5	1,8
Tailles	10	10	10

Les trois traitements ont-ils la même efficacité ?

Exercice 31

On voudrait savoir si un traitement A d'une part, un traitement B d'autre part, sont actifs dans l'évolution d'une maladie. A cet effet, on constitue par tirage au sort trois groupes de malades recevant, le premier un placebo P, le second A et le troisième B. Les résultats sont les suivants, en nombre de jours de durée de maladie :

Traitement	P	A	B
Nombre de malades traités	30	30	20
Durée moyenne de maladie	20	17	18
Variance des durées de maladie	35	25	50

1. Le traitement A est-il actif ?

2. Le traitement B est-il actif ?

3. Les trois moyennes diffèrent-elles dans leur ensemble ?

4. La réponse de la question 3. est-elle compatible avec celles de 1. et de 2. ? La réponse aux questions 1. et 2. nécessite-t-elle de répondre d'abord à la question 3. ?

5. Les trois groupes jouent-ils un rôle symétrique ? Que peut-on alors conclure ?

Exercice 32

Dans une usine de produits chimiques, on considère 4 ateliers A_1, A_2, A_3 et A_4 consacrés à la fabrication du même produit. On veut comparer deux systèmes de protection : un masque M_1 et un masque M_2. A cet effet, on tire au sort deux travailleurs, l'un reçoit le masque M_1, l'autre le masque M_2. Les résultats des dosages figurent au tableau suivant :

	Atelier A_1	**Atelier A_2**	**Atelier A_3**	**Atelier A_4**
Masque M_1	8	9	8	7
Masque M_2	7	7	8	6

Y a-t-il une différence entre les masques M_1 et M_2 ? entre les ateliers A_1, A_2, A_3 et A_4 ?

Exercice 33

On sait que pour l'ensemble de l'Europe, les pourcentages de 4 groupes sanguins s'établissent ainsi : O 40%; A 43%; B 12% et AB 5%. Un échantillon de 100 individus est prélevé au hasard dans une population habitant une zone montagneuse peu accessible de l'Europe. Il s'avère que sur ces 100 individus 35 sont du groupe O; 35 du groupe A; 20 du groupe B et 10 du groupe AB. Peut-on penser qu'il y a conformité entre ces résultats et ceux valables pour l'ensemble de l'Europe au risque de 5% ?

Exercice 34

On admettra que dans les familles de deux enfants, le sexe de deux enfants est indépendant et que la probabilité de donner naissance à un garçon est $0,5$. Dans une population, on a prélevé un échantillon de 100 familles de deux enfants et on a obtenu les résultats suivants :

Familles comportant	**Effectif**
2 garçons	30
1 garçon et 1 fille	40
2 filles	30

1. Définir une loi théorique de probabilités.

2. Doit-on rejeter la répartition théorique indiquée au vu de ces résultats ?

Exercice 35

Afin d'étudier les caries dentaires chez les écoliers, on a examiné un échantillon de 120 élèves d'un groupe scolaire et on a obtenu les résultats suivants :

Nombre de dents cariées	0	1	2	3	4
Effectif	31	44	27	12	6

1. Quel est le nombre moyen de dents cariées ?

2. Définir une loi théorique de probabilité correspondante à ces données.

3. Déterminer les effectifs théoriques.

4. Appliquer le test de χ^2 pour retenir ou rejeter l'hypothèse proposée.

Exercice 36

Le poids en kg de 50 personnes a été mesuré. On a obtenu les résultats suivants :

Poids (kg)	35	45	55	65	75	85	95	105	
Effectif	0	2	5	9	17	10	6	1	0

1. Tracer l'histogramme et le polygone des effectifs de cette distribution.

2. Calculer la moyenne et l'écart-type de cette distribution.

3. Peut-on admettre que la distribution de ces poids suit une loi normale au risque de 5% ?

Exercice 37

Soit le croisement de deux souches de drosophiles par trois caractères (a, b et c). On montre, en génétique mendélienne que si ces trois caractères sont portés par trois paires de chromosomes différentes et si l'on a a^+, b^+ et c^+ dominant par rapport à a , b et c respectivement on obtient, en théorie, les proportions indiquées dans le tableau ci-dessous. En fait, sur 384 drosophiles examinées on a obtenu les résultats reportés dans le tableau :

Phénotype	Proportion théorique	Effectif observé
(a^+, b^+, c^+)	27/64	143
(a^+, b^+, c)	9/64	74
(a^+, b, c^+)	9/64	49
(a, b^+, c^+)	9/64	43
(a, b^+, c)	3/64	28
(a, b, c^+)	3/64	24
(a^+, b, c)	3/64	13
(a, b, c)	1/64	10

1. Calculer les effectifs théoriques de drosophiles de chaque phénotype.

2. Dire à l'aide d'un test de χ^2, au risque de 5%, si la répartition observée correspond aux conditions théoriques utilisées dans le calcul des proportions.

Exercice 38

On se propose de comparer l'efficacité de deux traitements T_1 et T_2 destinés à combattre une certaine maladie de la vigne. Dans un vignoble atteint de cette maladie, on choisit au hasard deux échantillons. L'un de 110 pieds de vigne et l'autre de 90 pieds de vigne auxquels on applique respectivement les traitements T_1 et T_2. Quelques mois après la fin des traitements, on observe les résultats obtenus. A cet effet, on partage chacun des échantillons en 3 catégories notées A, B et C avec les significations suivantes :

A : Disparition totale de la maladie.

B : Présence de quelques séquelles.

C : Persistance de la maladie.

Les résultats obtenus sont consignés dans le tableau suivant :

		Catégorie			
		A	**B**	**C**	**TOTAL**
Traitement	T_1	80	25	5	110
	T_2	60	18	12	90
TOTAL		140	43	17	200

Au risque de 5%, faut-il écarter l'hypothèse que les deux traitements ont la même efficacité ?

Exercice 39

On constitue, par tirage au sort, 4 groupes de 40 souris chacun. On se demande si les 4 poisons A, B, C et D sont comparables du point de vue toxicité ; le critère de jugement retenu sera le pourcentage de morts au bout de 2 heures. On relève alors le tableau suivant :

Poisons	A	B	C	D
Pourcentage de morts	10%	22,5%	30%	12,5%

Exercice 40

Au cours d'un essai thérapeutique comprenant un groupe traité par l'aspirine et un groupe non traité, on soupçonne que certains sujets n'ont pas suivi le protocole (aspirine prise dans le groupe témoin, non prise dans le groupe traité). On effectue, pour le vérifier, au 6ème et au 12ème mois, un dosage urinaire dont le résultat est positif quand l'aspirine est absorbée, négatif si elle ne l'est pas.

1. Au 6ème mois, les résultats sont les suivants :

	Groupe	
	traité	**témoin**
Nombre de sujets examinés	50	50
Nombre de résultats positifs	45	14

Les pourcentages de sujets ayant pris de l'aspirine est-il différent entre les deux groupes ?

2. Dans le groupe témoin, les résultats au 6ème et au 12ème mois sont les suivants (les nombres indiqués sont les effectifs, $-+$ par exemple indiquant un négatif au 6ème mois et positif au 12ème mois pour le même sujet)

Couple de réponses	$--$	$-+$	$+-$	$++$
Effectif	31	5	4	10

a. Les pourcentages de résultats positifs diffèrent-ils entre les deux dates ?

b. Ceux qui font un résultat + la première fois ont-ils davantage de chances de faire un résultat + la deuxième fois ?

Exercice 41

Les résultats obtenus avec deux traitements A et B, sur deux groupes de 10 malades constitués par tirage au sort, sont les suivants :

		Traitement A	Traitement B
Amélioration	Faible	3	9
	Moyenne	5	1
	Forte	2	0
TOTAL		10	10

1. Les deux traitements diffèrent-ils ?
2. Si on vous indique que les trois classes d'amélioration correspondent à une lésion qui a diminué de 1, 2 et 3 millimètres respectivement comparer les deux traitements.

Exercice 42

Parmi 200 femmes enceintes présentant un risque d'accouchement prématuré, on a constitué deux groupes de 100 femmes par tirage au sort : les femmes du groupe A ont un cerclage du col de l'utérus, celles du groupe B n'en ont pas (le cerclage est supposé éviter l'accouchement prématuré, mais peut avoir des effets néfastes). Le tableau suivant indique les nombres observés d'accouchements prématurés, d'hospitalisation, de césariennes et de morts nés.

	Groupe	
	A	B
Accouchement prématuré	4	5
Hospitalisation	28	14
Césarienne	12	9
Mort-nés	4	3

1. Y a-t-il une différence entre les deux groupes pour les proportions :
   a. d'accouchements prématurés ?
   b. d'hospitalisations ?
   c. de césariennes ?
   d. de mort-nés ?
2. En cas de différences, sont-elles attribuables au cerclage ?

Exercice 43

On a examiné un échantillon de 976 individus prélevés au hasard concernant le groupe sanguin de chaque sexe. Les répartitions observées se répartissent dans le tableau suivant

		Groupe sanguin				
		AB	**A**	**O**	**B**	**TOTAL**
Sexe	**Hommes**	25	215	200	60	500
	Femmes	15	207	194	60	476
TOTAL		40	422	394	120	976

Y a-t-il une liaison entre le groupe sanguin et le sexe au risque de 5% ?

Exercice 44

On se demande si la localisation précise d'un cancer de l'estomac est liée ou non au sexe du malade. Pour cela on dispose des renseignements portant sur 298 cas.

		Localisation du cancer		
		Région de pylore	**Corps de l'estomac**	**Région de Cardia**
Sexe	**Hommes**	53	66	75
	Femmes	48	33	23

La localisation et le sexe sont-ils liés ?

Exercice 45

On a réalisé une expérience concernant l'effet de la caféine sur 125 personnes. Les résultats obtenus sont donnés dans le tableau suivant :

	Personnes ayant bu du café normal	**Personnes ayant bu du café décaféiné**
Aucun effet	38	12
Perte de sommeil	62	13

Existe-t-il une différence d'effet entre le café normal et le café décaféiné ?

Exercice 46

Un échantillon de 50 finissants collégiaux montre qu'il y en a 15 qui portent des lunettes. 70 des 200 finissants du secondaire portent des lunettes et seulement 28 adultes sur 100 qui ont un secondaire professionnel portent des lunettes. Au risque de 5%, y a-t-il une relation entre le fait de porter des lunettes et la scolarité ?

Exercice 47

Un essai thérapeutique a été réalisé en double aveugle, chez des sujets ayant eu un infarctus du myocarde récent. Son but était d'étudier l'efficacité de l'aspirine (A), de la streptokinase (S) et d'évaluer l'intérêt de l'association A+S par rapport à chacun de ses constituants A et S sur la survie à 5 semaines. Entre le 5 mars 1985 et le 31 décembre 1987, 17187 sujets issus de 417 hôpitaux ont été inclus et répartis par tirage au sort dans l'un des quatre groupes suivants :

	L'aspirine A	**Le placebo de A**	**TOTAL**
La streptokinase S	4292	4300	8592
Le placebo de S	4295	4300	8595
TOTAL	8587	8600	17187

Les auteurs ont analysé l'essai en juillet 1988 et tous les sujets ont été correctement suivis pendant les 5 semaines qui suivent le tirage au sort : 1820 décès d'origines cardio-vasculaire (décès CV) sont survenus : 804 chez les sujets ayant reçu de l'aspirine, 791 chez les sujets ayant reçu de la streptokinase et 568 chez les sujets n'ayant reçu ni aspirine, ni streptokinase.

1. Dresser un même tableau en figurant le nombre de cas de décès CV dans chaque case.
2. Dans cette question on procède à l'évaluation d'intérêt de l'association A+S et l'étude d'efficacité de l'aspirine et celle de la streptokinase (il est recommandé de conserver trois décimales pour les calculs de toutes les proportions de décès CV).
   - **a.** Y a-t-il une interaction entre l'aspirine et la streptokinase ? Quelle que soit la réponse donner la signification. L'association A+S présente-t-elle un intérêt ? Justifier votre réponse.
   - **b.** Pouvez-vous étudier l'efficacité globale de chacun des deux traitements ?

c. Si la réponse de la question précédente est affirmative, pouvez-vous conclure que l'aspirine et la streptokinase diminuent le risque de décès CV à 5 semaines ?

3. Les questions a. et c. peuvent être traitées également par le test de χ^2. Dresser un tableau d'effectifs observés pour :

a. la recherche d'une interaction entre l'aspirine et la streptokinase.

b. l'évaluation d'efficacité globale de l'aspirine.

c. l'évaluation d'efficacité globale de la streptokinase.

Indication : Voici la structure du tableau demandé :

	?	**?**	**TOTAL**
Groupe recevant ?	?	?	?
Groupe recevant ?	?	?	?
TOTAL	?	?	?

Exercice 48

On dispose, dans une maternité, des données suivantes concernant, pour les grands prématurés, leur nombre et leur durée de séjour dans l'unité de soins intensifs.

			Durée de séjour de ces prématurés	
Année	**Nombre total de naissances**	**Nombre de grands prématurés**	**Moyenne**	**Variance**
1979	1 500	60	41,30	20,30
1980	1 525	65	40,70	16,50
1981	1 525	62	40,50	18,00
1982	1 450	53	39,50	17,80

1. Le pourcentage de grands prématurés diffère-t-il d'une année sur l'autre ?

2. Les durées moyennes de séjour des quatre années diffèrent-elles dans leur ensemble ?

3. Y a-t-il, sur l'ensemble des quatre années, une tendance à la baisse de la durée de séjour ?

Exercice 49

Dans une enquête inter-centres sur le SIDA, on procède à un contrôle des résultats obtenus par certains des laboratoires participants, pour le titrage de l'antigène. A cet effet, on répartit le sérum d'un même malade en certain nombre de tubes, dont l'utilisation va être décrite ci-après. Les résultats sont exprimés en « densité optique » avec une unité convenable.

1. On envoie 10 tubes à 5 laboratoires, à raison de deux tubes par laboratoire, dont chacun procède ainsi 2 mesures. Les résultats sont les suivants :

Laboratoire	1	2	3	4	5
Résultats des 2 mesures	13 16	21 24	22 24	26 25	14 15

   a. La reproductibilité de la mesure dans un laboratoire est chiffrée par la variance entre les résultats obtenus pour un même sérum (variance intra-colonne). Déterminer cette variance.

   b. Les valeurs moyennes trouvées par les 5 laboratoires diffèrent-elles dans leur ensemble ?

2. On envoie 10 autres tubes (toujours du même sérum) à 5 autres laboratoires (2 par laboratoire) ; ces laboratoires effectuant le dosage avec une autre technique de mesure. La variance intra-colonne exprimant la reproductibilité est de 14,4. Cette variance diffère-t-elle de celle de la première technique ?

3. Si, dans la question 1., les résultats indiqués dans la première ligne correspondent à la mesure faite en premier, et ceux de la seconde ligne à la mesure faite en second, le résultat de la mesure diffère-t-elle selon que la mesure effectuée en premier ou en second ?

Exercice 50

On s'intéresse aux effets de l'exposition professionnelle au sulfure de carbone sur la survenue des maladies cardio-vasculaires. On constitue, à cet effet, deux groupes de 300 hommes travaillant depuis plusieurs années, les premiers dans une usine de fabrication de sulfure de carbone, les seconds dans une entreprise où ils ne sont pas exposés au sulfure.

1. Il y a 7 décès par maladie cardio-vasculaire chez les travailleurs exposés au sulfure de carbone et 0 chez les autres.

   a. Les taux de décès par maladie cardio-vasculaire diffèrent-ils entre les deux groupes ?

   b. L'exposition au sulfure de carbone augmente-t-elle le risque décès par maladie cardio-vasculaire ?

2. Les résultats observés de tension artérielle dans chacun des deux groupes sont les suivants :

	Moyenne	**Variance**
Exposés	15,0	1,5
Non exposés	13,5	0,9

La tension artérielle moyenne diffère-t-elle entre les deux groupes ?

3. Les exposés travaillaient dans 4 ateliers distincts A, B, C et D, pour lesquels les résultats sont les suivants :

Atelier	**A**	**B**	**C**	**D**
Effectif	70	80	60	90
Tension artérielle moyenne	15,6	14,8	14,4	15,1
Variance de tension artérielle	1,6	1,1	0,95	1,2

Y a-t-il une différence de tension artérielle selon l'atelier ?

4. On s'intéresse à une caractéristique génétique particulière ayant trois catégories G_1, G_2, G_3. Le tableau suivant donne la valeur de la tension artérielle chez 3 hommes et 3 femmes (1 homme et 1 femme dans chaque catégorie génétique).

	G_1	**G_2**	**G_3**
Hommes	15	15,5	14,5
Femmes	14	15	15

La tension artérielle est-elle différente selon la caractéristique génétique ? Quelles sont les hypothèses nécessaires pour répondre à cette question ? Peut-on les vérifier sur les données du tableau ?

Exercice 51

On veut comparer trois traitements A_1, A_2 et A_3 chez des sujets atteints d'une certaine forme de leucémie. Dans ce but, on réalise un essai dans deux hôpitaux, le critère de jugement étant la durée de rémission, notée par x, exprimée en mois. Dans chaque hôpital, on constitue par tirage au sort trois groupes de leucémiques qu'on traite chacun par l'un des trois traitements. Les résultats figurent au tableau suivant :

	Traitement A_1	**Traitement A_2**	**Traitement A_3**
Hôpital 1	$r = 20$ $\sum x = 420$ $\sum x^2 = 20100$	$r = 20$ $\sum x = 110$ $\sum x^2 = 9800$	$r = 20$ $\sum x = 200$ $\sum x^2 = 12500$
Hôpital 2	$r = 20$ $\sum x = 450$ $\sum x^2 = 21300$	$r = 20$ $\sum x = 120$ $\sum x^2 = 9950$	$r = 20$ $\sum x = 190$ $\sum x^2 = 11900$

Les trois traitements ont-ils la même efficacité ? La durée de rémission est-elle différente selon l'hôpital ? Quelles sont les hypothèses nécessaires pour répondre à cette question ? Peut-on les vérifier sur les données du tableau ?

Exercice 52

Depuis longtemps, on sait que la génétique n'est pas la seule responsable du diabète. On a constaté que les personnes présentant un gène de prédisposition au diabète, certaines d'entre elles sont touchées et d'autres épargnées. Un facteur d'environnement doit donc donner un coup de pouce déterminant dans l'apparition de la maladie, et ce coup de pouce pourrait être le lait de vache. Une équipe de chercheurs Canadiens et Finlandais de l'université de Toronto ont établit les résultats suivants :

Pays	Consommation de lait de vache (litres par personne et par an)	Nombre de diabétiques sur 100000 jeunes prédisposés au diabète
Japon	40	1
France	83	3
Israël	93	2
Canada	100	7
Pays-Bas	107	8
Etats-Unis	113	13
Grande Bretagne	140	14
Danemark	153	13
Nouvelle Zélande	160	11
Suède	167	21
Norvège	187	18
Finlande	250	30

1. Représenter le nuage de points.
2. Déterminer les équations des deux droites de régression et les représenter dans le plan cartésien.
3. Calculer le coefficient de corrélation. Existe-t-il une liaison entre la quantité de consommation de lait de vache et le nombre de personnes atteintes du diabète ? Si tel est le cas, la liaison est-elle positive ou négative ?
4. Estimer le nombre de diabétiques sur 100000 personnes prédisposées au diabète si la consommation de lait de vache était de 500 litres par personne et par an.
5. Estimer la quantité de consommation de lait de vache par personne et par an si on observe 100 diabétiques sur 100000 personnes prédisposées au diabète dans un pays.

Exercice 53

La vue des diabétiques est menacée par de nombreuses atteintes ophtalmologiques pouvant entraîner une baisse de l'acuité visuelle. De toutes ces complications, la rétinopathie est l'une des plus fréquentes et celle qui se voit surtout chez des diabétiques dont la qualité du contrôle glycémique est médiocre. Une étude épidémiologique organisée par une équipe de chercheurs a permis d'établir les résultats suivants :

Evolution du diabète (mois)	**Prévalence de la rétinopathie (%)**
5	20,00
14	22,50
23	30,00
37	32,50
51	40,00
60	37,50
69	30,00
83	52,50
97	52,50
120	57,50
125	70,00
143	72,50
157	75,00
166	62,50
180	70,00
189	85,00
198	82,50
217	67,50
226	90,00
240	80,00

1. Représenter le nuage de points.

2. Déterminer les équations des deux droites de régression et les représenter dans le plan cartésien.

3. Calculer le coefficient de corrélation.

4. Lorsque le diabète est ancien et la qualité du contrôle glycémique est médiocre, le risque de développer une rétinopathie est-il grand ou petit ? Justifier votre réponse.

5. Estimer le pourcentage de diabétiques atteints d'une rétinopathie lors de la découverte de leur diabète.

6. Est-il rare de découvrir une rétinopathie lors de la découverte du diabète ? Justifier votre réponse. Que peut-on en déduire ?

7. Estimer la durée du diabète antérieure à sa découverte.

Exercice 54

Le tableau ci-après donne, pour 600 femmes pour lesquelles on a diagnostiqué un cancer du sein en 1985, la répartition selon l'âge au moment du diagnostic(x) d'une part, et d'autre part l'âge d'apparition des premières règles (y).

		Age au moment du diagnostic		
		$[45,50[$	$[50,55[$	$[55,60[$
Age aux premières règles	11	16	12	6
	12	36	32	24
	13	104	108	116
	14	44	48	54

1. Calculer le coefficient de corrélation entre l'âge au moment du diagnostic et l'âge aux premières règles. La liaison est-elle significative ?
2. Quelle est la pente de la droite de régression de l'âge aux premières règles en fonction de l'âge au moment du diagnostic ?
3. Dans la population considérée, chez les femmes bien portantes, l'âge aux premières règles a baissé linéairement en cours de temps, à raison de 2 ans en 100 ans. Pour ces femmes bien portantes, quelle est la pente de la droite de régression de l'âge aux premières règles en fonction de l'âge en 1985 ?
4. Que peut-on conclure sur une relation entre l'âge d'apparition d'un cancer du sein et l'âge aux premières règles éventuellement suggérée dans les questions précédentes ?

STATISTIQUE INDUCTIVE

Corrigés

Exercice 1

$M = 26{,}4$, $\sigma_p = 5{,}7$

1. Soit la v.a. $\overline{X}$ la moyenne d'échantillonnage.

   Comme $n > 30$, on a alors :

$$\overline{X} \rightarrow N\left(M\,,\frac{\sigma_p^2}{n}\right)$$

D'où :

$$\overline{X} \rightarrow N\left(26{,}4\;,\frac{(5{,}7)^2}{n}\right)$$

avec

$$E(\overline{X}) = 26{,}4\;, \qquad V(\overline{X}) = \frac{(5{,}7)^2}{n}$$

Au risque $\alpha = 5\%$, on a :

$$M - 1{,}96.\frac{\sigma_p}{\sqrt{n}} \leq \overline{X} \leq M + 1{,}96.\frac{\sigma_p}{\sqrt{n}}$$

2. $n = 40 > 30$

   Au risque $\alpha = 5\%$, on a :

$$24{,}63 \leq \overline{X} \leq 28{,}17$$

3. Soit la v.a. T « Nombre d'échantillons dont la moyenne est comprise entre $24{,}63$ et $28{,}17$ parmi 80 échantillons ».

   On sait que :

$$T \rightarrow B(80\,,0{,}95)$$

D'où :

$$E(T) = 80.0{,}95 = 76$$

Il y a en moyenne 76 échantillons dont la moyenne est comprise entre $24{,}63$ et $28{,}17$.

Exercice 2

$n = 144$, $M = 4712$, $\sigma_p = 6000$

Soit la v.a. $\overline{X}$ la moyenne d'échantillonnage.

Comme $n > 30$, on a alors :

$$\overline{X} \rightarrow N\left(M\,,\frac{\sigma_p^2}{n}\right)$$

D'où :

$$\overline{X} \rightarrow N\left(4712\,,\frac{(6000)^2}{144}\right)$$

avec

$$E(\overline{X}) = 4712\,, \qquad V(\overline{X}) = \frac{(6000)^2}{144} = 250000$$

Il s'agit de déterminer $P(5692 \leq \overline{X} \leq 6000)$.

On pose :

$$T = \frac{\overline{X} - 4712}{500} \rightarrow N(0,1)$$

$$P(5692 \leq \overline{X} \leq 6000) = P(1{,}96 \leq T \leq 2{,}57) = F(2{,}57) - F(1{,}96) = 0{,}02$$

Donc :

$$P(5692 \leq \overline{X} \leq 6000) = 0{,}02$$

Exercice 3

$n = 100$, $m = 195{,}4$, $\sigma_e = 45{,}6$

1. $n > 30$

Au risque α donné, on a :

$$I.C(M) = \left[m - t_\alpha.\frac{\sigma_e}{\sqrt{n-1}}, m + t_\alpha.\frac{\sigma_e}{\sqrt{n-1}}\right]$$

A.N :

a. Au risque $\alpha = 5\%$, $t_\alpha = 1{,}96$

$$I.C(M) = [186{,}41\,, 204{,}38]$$

b. Au risque $\alpha = 1\%$, $t_\alpha = 2{,}6$

$$I.C(M) = [183{,}48\,, 207{,}31]$$

2. Au risque α donné, on a :

$$n = \left(\frac{t_\alpha.\sigma_e}{h}\right)^2 + 1$$

avec $h = 1$

A.N : Au risque $\alpha = 5\%$, $t_\alpha = 1{,}96$

$$n = 7989{,}06 \approx 7990$$

Il n'est pas possible d'envisager un échantillon de cette taille.

3. On a :

$$I.C(M) = [194\,, 196]$$

On sait que :

$$I.C(M) = \left[m - t_\alpha.\frac{\sigma_e}{\sqrt{n-1}}, m + t_\alpha.\frac{\sigma_e}{\sqrt{n-1}}\right] \Rightarrow 2.t_\alpha \frac{\sigma_e}{\sqrt{n-1}} = 196 - 194 = 2$$

$$\Rightarrow t_\alpha.\frac{\sigma_e}{\sqrt{n-1}} = 1$$

Comme précédemment, on trouve $n = 7990$.

Exercice 4

$n = 10$

1. On a :

$$m = \frac{1}{n}\sum_{i=1}^{10} x_i = 0{,}831 \quad , \quad \sigma_e = \sqrt{\frac{1}{n}\sum_{i=1}^{10} x_i^2 - m^2} = 0{,}02$$

2. $n = 10 < 30$

Au risque α donné, on a :

$$I.C(M) = \left[m - t_\alpha^*.\frac{\sigma_e}{\sqrt{n-1}}, m + t_\alpha^*.\frac{\sigma_e}{\sqrt{n-1}}\right]$$

A.N : Au risque $\alpha = 1\%$ avec $\nu = n - 1 = 9$, la table de STUDENT-FISHER nous donne $t_\alpha^* = 3{,}25$.

$$I.C(M) = [0{,}809\,, 0{,}852]$$

Condition d'utilisation :

On suppose que le poids de comprimés dans la population d'où est issu l'échantillon suit une loi normale.

Exercice 5

$n = 256$, $m = 40{,}6$, $\sigma_e^2 = 64$

1. $n > 30$

Au risque α donné, on a :

$$I.C(M) = \left[m - t_\alpha.\frac{\sigma_e}{\sqrt{n-1}}, m + t_\alpha.\frac{\sigma_e}{\sqrt{n-1}}\right]$$

A.N : Au risque $\alpha = 5\%$, $t_\alpha = 1{,}96$

$$I.C(M) = [39{,}62\,, 41{,}58]$$

2. Soit la v.a. T « Nombre d'intervalles de confiance contenant M parmi 200 intervalles ».

On sait que :

$$T \to B(200\,, 0{,}95)$$

D'où :

$$E(T) = 200.0{,}95 = 190$$

Il y a en moyenne 190 intervalles contenant M.

3. Au risque α donné, on a :

$$n = \left(\frac{t_\alpha.\sigma_e}{h}\right)^2 + 1$$

A.N : Au risque $\alpha = 5\%$, $t_\alpha = 1{,}96$ et $h = 0{,}01$

$$n = 2458625$$

Exercice 6

Population normale : $M = 20$

Echantillon de patients atteints d'une déficience en vitamine K :

$$n = 40\ , \quad m' = 18{,}5\ , \quad \sigma_e' = 4$$

1. $n = 40 > 30$

Au risque α donné, on a :

$$I.C(M') = \left[m' - t_\alpha.\frac{\sigma_e'}{\sqrt{n-1}}, m' + t_\alpha.\frac{\sigma_e'}{\sqrt{n-1}}\right]$$

A.N : Au risque $\alpha = 5\%$, $t_\alpha = 1{,}96$

$$I.C(M') = [17{,}24\,,19{,}75]$$

2. $M \notin I.C(M') = [17{,}24\,,19{,}75]$: les patients atteints d'une déficience en vitamine K ont un taux de prothrombine plus faible.

Exercice 7

Population : $p = 0{,}25$

Echantillon : $n = 300$

Soit la v.a. Y la proportion d'échantillonnage.

Comme $n.p = 75 > 5$, on a alors :

$$Y \to N\left(p, \frac{p.q}{n}\right)$$

avec

$$E(Y) = p\,, \qquad V(Y) = \frac{p.q}{n}\,, \qquad q = 1 - p$$

Au risque α donné, on a :

$$p - t_\alpha.\sqrt{\frac{p.q}{n}} \leq Y \leq p + t_\alpha.\sqrt{\frac{p.q}{n}}$$

A.N : Au risque $\alpha = 5\%$, $t_\alpha = 1{,}96$

$$0{,}201 \leq Y \leq 0{,}299$$

Exercice 8

Population : $p = 0{,}6$

Echantillon : $n = 10$

Soit la v.a. Y la proportion d'échantillonnage.

Il s'agit de déterminer $\alpha = P(Y \notin [0{,}5\,,\ 0{,}7])$.

Comme $n.p = 60 > 5$ on a alors :

$$Y \to N\left(p, \frac{p.q}{n}\right)$$

avec

$$E(Y) = p = 0{,}6\,, \qquad V(Y) = \frac{p.q}{n} = 0{,}024\,, \qquad q = 1 - p = 0{,}4$$

On peut écrire :

$$1 - \alpha = P(0{,}5 \leq Y \leq 0{,}7)$$

On pose :

$$T = \frac{Y - 0{,}6}{\sqrt{0{,}024}} = \frac{Y - 0{,}6}{0{,}049} \to N(0\,,1)$$

$$1 - \alpha = P(0{,}5 \leq Y \leq 0{,}7) = P(-2{,}04 \leq T \leq 2{,}04) = F(2{,}04) - F(-2{,}04) =$$
$$= 2.F(2{,}04) - 1 = 2.0{,}979 - 1 = 0{,}958$$

D'où :

$$\alpha = 0{,}042$$

Exercice 9

Echantillon : $n = 170$, $k = 34$, $f = \frac{34}{170} = 0{,}2$

1. Au risque α donné, on a :

$$I.C(p) = \left[f - t_\alpha\sqrt{\frac{f.(1-f)}{n}}\ , f + t_\alpha\sqrt{\frac{f.(1-f)}{n}}\right]$$

A.N : Au risque $\alpha = 5\%$, $t_\alpha = 1{,}96$

$$I.C(p) = [0{,}14\ , 0{,}26]$$

Condition d'utilisation : $n.0{,}14 = 23{,}8 > 5$.

2. Soit la v.a. T « Nombre d'intervalles de confiance contenant p parmi 200 intervalles ».

On sait que :

$$T \rightarrow B(200\ , 0{,}95)$$

D'où :

$$E(T) = 200.0{,}95 = 190$$

Il y a en moyenne 190 intervalles de confiance contenant p.

Exercice 10

Population : $p = 0{,}85$

On désigne par Y la v.a « Proportion de guérison dans l'échantillon ».

Le médecin veut avoir :

$$Y = p \pm 0{,}01$$

On sait que, pour un risque α donné :

$$Y = p \pm t_\alpha\sqrt{\frac{p.(1-p)}{n}}$$

Donc :

$$t_\alpha\sqrt{\frac{p.(1-p)}{n}} = 0{,}01 \quad \Rightarrow \quad n = \frac{t_\alpha^2.p.(1-p)}{(0{,}01)^2}$$

A.N. : Au risque $\alpha = 5\%$, $t_\alpha = 1{,}96$

$$n = 4898{,}04 \approx 4899$$

Remarque : Ce résultat est valide puisque la condition d'utilisation est vérifiée ($n.p = 4164{,}15 > 5$).

Exercice 11

Echantillon : $n = 100$, $k = 60$, $f = \frac{60}{100} = 0{,}6$

Au risque α donné, on a :

$$I.C(p) = \left[f - t_\alpha\sqrt{\frac{f.(1-f)}{n}}\ , f + t_\alpha\sqrt{\frac{f.(1-f)}{n}}\right]$$

A.N : Au risque $\alpha = 5\%$, $t_\alpha = 1{,}96$

$$I.C(p) = [0{,}50\ , 0{,}69]$$

Condition d'utilisation : $n.0{,}50 = 50 > 5$.

Exercice 12

Echantillon : $n = 600$, $k = 550$, $f = \frac{550}{600} = 0,91$

Au risque α donné, on a :

$$I.C(p) = \left[f - t_\alpha \sqrt{\frac{f.(1-f)}{n}} , f + t_\alpha \sqrt{\frac{f.(1-f)}{n}} \right]$$

A.N : Au risque $\alpha = 5\%$, $t_\alpha = 1,96$

$$I.C(p) = [0,88\,,0,93]$$

Condition d'utilisation : $n.0,88 = 528 > 5$.

Exercice 13

Echantillon : $f = 0,8$

Au risque $\alpha = 5\%$, on a :

$$I.C(p) = [0,73\,,0,87]$$

On a :

$$I.C(p) = \left[f - 1,96 \sqrt{\frac{f.(1-f)}{n}} , f + 1,96 \sqrt{\frac{f.(1-f)}{n}} \right]$$

$$\Rightarrow \begin{cases} f - 1,96 \sqrt{\frac{f.(1-f)}{n}} = 0,73 \\ f + 1,96 \sqrt{\frac{f.(1-f)}{n}} = 0,87 \end{cases}$$

$$\Rightarrow \quad 2.1,96 \sqrt{\frac{f.(1-f)}{n}} = 0,87 - 0,73 = 0,14$$

$$\Rightarrow \quad n = \frac{(1,96)^2.f.(1-f)}{(0,07)^2} = 125,44$$

$\Rightarrow \ n \approx 126$

Il y avait 126 consultants examinés pendant cette période. Ce résultat est valide car la condition d'utilisation de l'intervalle de confiance est vérifiée ($n.0,73 = 91,98 > 5$.

Exercice 14

Moyenne théorique : $M = 1,4$

Taille de l'échantillon : $n = 12$

1. On a :

$$m = \frac{1}{n}\sum_{i=1}^{12} x_i = 1,35$$

$$\sigma_e = \sqrt{\frac{1}{n}\sum_{i=1}^{12} x_i^2 - m^2} = 0{,}16$$

2. Il s'agit d'effectuer la comparaison de la moyenne observée à la moyenne théorique. On est en présence d'un petit échantillon ($n < 30$), on utilise donc le test t de STUDENT en supposant que la condition de normalité des taux de glucose est vérifiée.

Test t de STUDENT

1- On pose l'hypothèse nulle :

H_0 « L'échantillon est issu de la population dont le taux moyen de glucose est de $1{,}4$ »

2- On calcule la statistique ε :

$$\varepsilon = \frac{|M - m|}{\frac{\sigma_e}{\sqrt{n-1}}} = 1{,}03$$

3- Conclusion :

Au risque $\alpha = 5\%$ avec le nombre de d.d.l. $\nu = n - 1 = 11$, la table de STUDENT nous donne $t_\alpha^* = 2{,}201$.

$\varepsilon < t_\alpha^*$ alors on ne rejette pas H_0: la différence n'est pas significative. Le taux moyen observé est compatible avec l'hypothèse nulle.

<u>Exercice 15</u>

Il s'agit d'effectuer la comparaison de deux moyennes pour des observations indépendantes. On calcule d'abord la moyenne et l'écart-type de chaque échantillon.

Echantillon E_1 :

$$n_1 = 12\ , \qquad m_1 = \frac{1}{n_1}\sum_{i=1}^{12} x_i = 406\,, \qquad \sigma_1 = \sqrt{\frac{1}{n_1}\sum_{i=1}^{12} x_i^2 - m_1^2} = 78{,}87$$

Echantillon E_2 :

$$n_2 = 10\,, \qquad m_2 = \frac{1}{n_2}\sum_{i=1}^{10} y_i = 469\,, \qquad \sigma_2 = \sqrt{\frac{1}{n_2}\sum_{i=1}^{10} y_i^2 - m_2^2} = 86{,}49$$

On est en présence des petits échantillons ($n_1 \text{ et } n_2 < 30$), on utilise éventuellement le test t de STUDENT car ce test exige la condition de normalité des taux de glucose dans les deux populations d'où proviennent les échantillons (cette condition est souvent vérifiée) et la condition d'égalité des variances des deux populations $\left(\sigma_{p_1}^2 = \sigma_{p_2}^2\right)$ (on la vérifie par le test F de FISHER-SNEDECOR).

Test F de FISHER-SNEDECOR

1- On pose l'hypothèse nulle :

H_0 « Les deux populations ont la même variance $\left(\sigma_{p_1}^2 = \sigma_{p_2}^2\right)$ »

2- On calcule :

Variance estimée de $\sigma_{p_1}^2$:

$$s_1^2 = \frac{n_1}{n_1 - 1}\sigma_1^2 = 6785{,}97$$

Variance estimée de $\sigma_{p_2}^2$:

$$s_2^2 = \frac{n_2}{n_2 - 1}\sigma_2^2 = 8311{,}68$$

Comme $s_1^2 < s_2^2$, on calcule la statistique F:

$$F = \frac{s_2^2}{s_1^2} = 1{,}22$$

3- Conclusion :

Au risque $\alpha = 5\%$ avec les nombres de d.d.l. $\nu_2 = n_2 - 1 = 9$ (colonne) et $\nu_1 = n_1 - 1 = 11$ (ligne), la table de FISHER-SNEDECOR nous donne $F_s = 2{,}893$.

$F < F_s$ alors on ne rejette pas H_0 : la différence n'est pas significative. Les deux populations ont la même variance.

Test t de STUDENT

1- On pose l'hypothèse nulle :

H_0 « Les deux traitements T_1 et T_2 ont la même efficacité »

2- On calcule la statistique t :

$$t = \frac{|m_1 - m_2|}{\sqrt{s^2.\left(\frac{1}{n_1} + \frac{1}{n_2}\right)}} = 1{,}7$$

où s^2 est la variance estimée de la population :

$$s^2 = \frac{n_1.\sigma_1^2 + n_2.\sigma_2^2}{n_1 + n_2 - 2} = 7472{,}54$$

3- Conclusion :

Au risque $\alpha = 5\%$ avec le nombre de d.d.l. $\nu = n_1 + n_2 - 2 = 20$, la table de STUDENT nous donne $t_\alpha^* = 2{,}086$.

$t < t_\alpha^*$ alors on ne rejette pas H_0: la différence n'est pas significative. Les deux traitements ont la même efficacité.

Exercice 16

Il s'agit d'effectuer la comparaison de deux moyennes pour des observations indépendantes.

Traitement T_1 : $n_1 = 300$, $m_1 = 50$, $\sigma_1^2 = 90$

Traitement T_2 : $n_2 = 100$, $m_2 = 53$, $\sigma_2^2 = 110$

On est en présence des grands échantillons (n_1 et $n_2 > 30$), on utilise donc le test de l'écart-réduit.

Test de l'écart-réduit

1- On pose l'hypothèse nulle :

H_0 « Les deux traitements T_1 et T_2ont la même efficacité »

2- On calcule la statistique ε :

$$\varepsilon = \frac{|m_1 - m_2|}{\sqrt{\frac{\sigma_1^2}{n_1 - 1} + \frac{\sigma_2^2}{n_2 - 1}}} = 2{,}53$$

3- Conclusion :

Au risque $\alpha = 5\%$,

$\varepsilon > 1{,}96$ alors on rejette H_0 : la différence est significative. Les deux traitements n'ont pas la même efficacité. Le traitement T_1 est plus efficace que le traitement T_2.

Exercice 17

1. Il s'agit d'effectuer la comparaison de deux moyennes pour des observations indépendantes.

On est en présence des grands échantillons ($n = n_1 = n_2 = 37 > 30$), on utilise donc le test de l'écart-réduit.

Test de l'écart-réduit

1- On pose l'hypothèse nulle :

H_0 « Les deux groupes sont comparables pour la distribution du nombre de leucocytes »

2- On calcule la statistique ε :

$$\varepsilon = \frac{|m_1 - m_2|}{\sqrt{\frac{\sigma_1^2}{n - 1} + \frac{\sigma_2^2}{n - 1}}} = 0{,}28$$

3- Conclusion :

Au risque $\alpha = 5\%$,

$\varepsilon < 1{,}96$ alors on ne rejette pas H_0 : la différence n'est pas significative. Les deux groupes sont comparables.

2. Il s'agit d'effectuer, pour chaque groupe, la comparaison de deux moyennes pour des observations appariées.

Test de l'écart-réduit

Groupe traité :

1- On pose l'hypothèse nulle :

H_0 « Il n'y a pas de différence entre avant et après le traitement »

2- On a :

- La moyenne de ces différences : $\mu_1 = 2{,}10$
- La variance de ces différences : $s_1^2 = 36{,}24$

On calcule la statistique ε :

$$\varepsilon = \frac{|\mu_1|}{\frac{s_1}{\sqrt{n-1}}} = 2{,}09$$

3- Conclusion :

Au risque $\alpha = 5\%$,

$\varepsilon > 1{,}96$ alors on rejette H_0: la différence est significative entre avant et après le traitement.

Groupe témoin :

1- On pose l'hypothèse nulle :

H_0 « Il n'y a pas de différence entre avant et après le placebo »

2- On a :

- La moyenne de ces différences : $\mu_2 = 1{,}97$
- La variance de ces différences : $s_2^2 = 34{,}44$

On calcule la statistique ε :

$$\varepsilon = \frac{|\mu_2|}{\frac{s_2}{\sqrt{n-1}}} = 2{,}01$$

3- Conclusion :

Au risque $\alpha = 5\%$,

$\varepsilon > 1{,}96$ alors on rejette H_0: la différence est significative entre avant et après le placebo.

3. Il s'agit d'effectuer la comparaison entre les moyennes des différences μ_1 et μ_2 pour des observations indépendantes.

Test de l'écart-réduit

1- On pose l'hypothèse nulle :

H_0 « Le traitement n'est pas efficace »

2- On calcule la statistique ε :

$$\varepsilon = \frac{|\mu_1 - \mu_2|}{\sqrt{\frac{s_1^2}{n-1} + \frac{s_2^2}{n-1}}} = 0{,}09$$

3- Conclusion :

Au risque $\alpha = 5\%$,

$\varepsilon < 1{,}96$ alors on ne rejette pas H_0 : la différence n'est pas significative. Le traitement n'est pas efficace. L'augmentation du nombre de leucocytes est due à l'effet psychique.

Exercice 18

1. Il s'agit d'effectuer la comparaison de deux moyennes pour des observations appariées. On utilise donc le test t de STUDENT ($n = 14 < 30$) en supposant que le taux de glucose avant et après le traitement est distribué selon une loi normale.

Avant le traitement :

$$m_1 = \frac{1}{n}\sum_{i=1}^{14} x_i = 0{,}58 \ , \sigma_1 = \sqrt{\frac{1}{n}\sum_{i=1}^{14} x_i^2 - m_1^2} = 0{,}14$$

Après le traitement :

$$m_2 = \frac{1}{n}\sum_{i=1}^{14} y_i = 0{,}75 \ , \ \sigma_2 = \sqrt{\frac{1}{n}\sum_{i=1}^{14} y_i^2 - m_2^2} = 0{,}2$$

Test t de STUDENT

1- On pose l'hypothèse nulle :

H_0 « Il n'y a pas de différence entre les taux de glucose avant et après le traitement »

2- On calcule :

- les différences $d_i = x_i - y_i$:

	Taux de glucose			
N° du sujet	**Avant le traitement** (x_i)	**Après le traitement** (y_i)	$d_i = x_i - y_i$	d_i^2
1	0,55	1,00	-0,45	0,2025
2	0,40	0,60	-0,20	0,04
3	0,60	0,60	0,00	0,00
4	0,70	0,65	0,05	0,0025
5	0,35	0,75	-0,40	0,16
6	0,70	0,85	-0,15	0,0225
7	0,75	1,20	-0,45	0,2025
8	0,70	0,60	0,10	0,01
9	0,45	0,75	-0,30	0,09
10	0,75	0,60	0,15	0,0225
11	0,55	0,55	0,00	0,00
12	0,42	0,50	-0,08	0,0064
13	0,75	1,10	-0,35	0,1225
14	0,45	0,80	-0,35	0,1225
TOTAL	$\sum_{i=1}^{14} x_i = 8{,}12$	$\sum_{i=1}^{14} y_i = 10{,}5$	$\sum_{i=1}^{14} d_i = -2{,}43$	$\sum_{i=1}^{14} d_i^2 = 1{,}0039$

- La moyenne de ces différences :

$$\bar{d} = \frac{1}{n}\sum_{i=1}^{n} d_i = m_1 - m_2 = -0{,}17$$

- L'écart-type de ces différences :

$$\sigma_d = \sqrt{\frac{1}{n}\sum_{i=1}^{n}\left(d_i - \bar{d}\right)^2} = 0{,}20$$

On calcule la statistique ε :

$$\varepsilon = \frac{|\bar{d}|}{\frac{\sigma_d}{\sqrt{n-1}}} = 3{,}06$$

3- Conclusion :

Au risque $\alpha = 5\%$ avec le nombre de d.d.l. $\nu = n - 1 = 13$, la table de STUDENT nous donne $t_{\alpha}^{*} = 2{,}16$.

$t > t_{\alpha}^{*}$ alors on rejette H_0: la différence est significative entre les taux de glucose avant et après le traitement.

2. Groupe témoin : $n' = 20$, $\overline{d'} = 0{,}04$, $\sigma_{d'} = 0{,}11$

Il s'agit d'effectuer la comparaison de deux moyennes pour des observations appariées. On utilise donc le test t de STUDENT $(n = 20 < 30)$ en supposant que le taux de glucose avant et après le placebo est distribué selon une loi normale.

Test t de STUDENT

1- On pose l'hypothèse nulle :

H_0 « Il n'y a pas de différence entre les taux de glucose avant et après le placebo »

2- On calcule la statistique ε :

$$\varepsilon = \frac{|\overline{d'}|}{\frac{\sigma_{d'}}{\sqrt{n' - 1}}} = 1{,}58$$

3- Conclusion :

Au risque $\alpha = 5\%$ avec le nombre de d.d.l. $\nu = n' - 1 = 19$, la table de STUDENT nous donne $t_{\alpha}^{*} = 2{,}093$.

$t < t_{\alpha}^{*}$ alors on ne rejette pas H_0 : la différence n'est pas significative entre les taux de glucose avant et après le placebo.

3. Groupe traité : $n = 14$, $\overline{d} = -0{,}17$, $\sigma_d = 0{,}20$

Groupe témoin : $n' = 20$, $\overline{d'} = 0{,}04$, $\sigma_{d'} = 0{,}11$

Il s'agit d'effectuer la comparaison de deux moyennes des différences $\overline{d}$ et $\overline{d'}$ pour des observations indépendantes. On utilise donc éventuellement le test t de STUDENT car ce test exige la condition de normalité des différences des taux de glucose dans les deux populations d'où proviennent les groupes (cette condition est souvent vérifiée) et la condition d'égalité des variances des deux populations $\left(\sigma_{p_1}^2 = \sigma_{p_2}^2\right)$ (on la vérifie par le test F de FISHER-SNEDECOR).

Test F de FISHER-SNEDECOR

1- On pose l'hypothèse nulle :

H_0 « Les deux populations ont la même variance $\left(\sigma_{p_1}^2 = \sigma_{p_2}^2\right)$ »

2- On calcule :

Variance estimée de $\sigma_{p_1}^2$:

$$s_d^2 = \frac{n}{n-1}\sigma_d^2 = 0{,}043$$

Variance estimée de $\sigma_{p_2}^2$:

$$s_{d'}^2 = \frac{n'}{n'-1}\sigma_{d'}^2 = 0{,}012$$

Comme $s_d^2 > s_{d'}^2$, on calcule la statistique F :

$$F = \frac{s_d^2}{s_{d'}^2} = 3{,}58$$

3- Conclusion :

Au risque $\alpha = 5\%$ avec les nombres de d.d.l. $\nu_d = n - 1 = 13$ (colonne) et $\nu_{d'} = n' - 1 = 19$ (ligne), la table de FISHER-SNEDECOR nous donne $2{,}308 < F_s < 2{,}378$.

$F > F_s$ alors on rejette H_0 : la différence est significative. Les deux populations n'ont pas la même variance.

La 2ème condition n'est pas vérifiée. L'usage du test t de STUDENT n'est pas permis. On utilise donc le test de l'écart-réduit amélioré par WELCH.

Test de l'écart-réduit (amélioré par WELCH)

1- On pose l'hypothèse nulle :

H_0 « Le traitement n'est pas efficace »

2- On calcule la statistique ε :

$$\varepsilon = \frac{|\overline{d} - \overline{d'}|}{\sqrt{\frac{\sigma_d^2}{n-1} + \frac{\sigma_{d'}^2}{n'-1}}} = 2{,}13$$

3- Conclusion :

Au risque $\alpha = 5\%$ avec le nombre de d.d.l. ν l'entier le plus proche de k donné par la relation :

$$k = \frac{\left(\frac{\sigma_d^2}{n-1} + \frac{\sigma_{d'}^2}{n'-1}\right)^2}{\frac{1}{n-1}\left(\frac{\sigma_d^2}{n-1}\right)^2 + \frac{1}{n'-1}\left(\frac{\sigma_{d'}^2}{n'-1}\right)^2} = 18{,}39 \Rightarrow \nu = 18$$

La table de STUDENT nous donne $t_\alpha^* = 2{,}101$.

$t > t_\alpha^*$ alors on rejette H_0 : la différence est significative. Le traitement est efficace $(\overline{d} < \overline{d'})$.

Le traitement augmente donc le taux de glucose.

Conclusion :

Si le groupe témoin n'a pas été envisagé dans l'essai, la différence mise en évidence dans le groupe traité ne permet pas de conclure à l'efficacité du traitement. Car on ne sait pas quelle aurait été l'évolution spontanée en l'absence du traitement. Il a fallu un groupe témoin pour pouvoir attribuer la cause de la différence au traitement (la conclusion causale est possible puisque les groupes ont été obtenus par le tirage au sort).

Exercice 19

Echantillon : $n = 490000$, $k = 250000$

Proportion observée : $f = \frac{k}{n} = 0{,}51$

Proportion théorique : $p = 0{,}5$ (sex-ratio égal à 1)

Il s'agit d'effectuer la comparaison de la proportion observée à la proportion théorique. On utilise donc le test de l'écart-réduit sachant que la condition d'utilisation est vérifiée ($n.p = 245000 > 5$).

Test de l'écart-réduit

1- On pose l'hypothèse nulle :

H_0 « Le sex-ratio est égale à 1 »

2- On calcule la statistique ε :

$$\varepsilon = \frac{|p - f|}{\sqrt{\frac{p.(1-p)}{n}}} = 14$$

3- Conclusion :

Au risque $\alpha = 5\%$,

$\varepsilon > 1{,}96$ alors on rejette H_0 : la différence est significative. On rejette l'hypothèse que le sex-ratio est égal à 1.

Exercice 20

Echantillon : $n = 50$, $k = 28$

Proportion observée : $f = \frac{k}{n} = 0{,}56$

Proportion théorique : $p = 0{,}5$

Il s'agit d'effectuer la comparaison de la proportion observée à la proportion théorique. On utilise donc le test de l'écart-réduit sachant que la condition d'utilisation est vérifiée ($n.p = 50 > 5$).

Test de l'écart-réduit

1- On pose l'hypothèse nulle :

H_0 « La maladie frappe autant de garçons que de filles »

2- On calcule la statistique ε :

$$\varepsilon = \frac{|p - f|}{\sqrt{\frac{p.(1-p)}{n}}} = 0{,}841$$

3- Conclusion :

Au risque $\alpha = 5\%$,

$\varepsilon < 1{,}96$ alors on ne rejette pas H_0 : la différence n'est pas significative. La maladie ne frappe pas davantage les filles.

Exercice 21

Echantillon : $n = 81$, $k = 81 - 22 = 59$

Proportion observée : $f = \frac{k}{n} = 0{,}73$

Proportion théorique : $p = 0{,}8$

Il s'agit d'effectuer la comparaison de la proportion observée à la proportion théorique. On utilise donc le test de l'écart-réduit sachant que la condition d'utilisation est vérifiée $(n.p = 64{,}8 > 5)$.

Test de l'écart-réduit

1- On pose l'hypothèse nulle :

H_0 « La solution toxique est mortelle dans 80% des cas »

2- On calcule la statistique ε :

$$\varepsilon = \frac{|p - f|}{\sqrt{\frac{p.(1-p)}{n}}} = 1{,}57$$

3- Conclusion :

Au risque $\alpha = 5\%$,

$\varepsilon < 1{,}96$ alors on ne rejette pas H_0 : la différence n'est pas significative. La solution toxique est mortelle dans 80% des cas.

Exercice 22

1. Echantillon : $n = 300$, $k = 72$

Proportion observée : $f = \frac{k}{n} = 0{,}24$

Proportion théorique : $p = 0{,}25$

Il s'agit d'effectuer la comparaison de la proportion observée à la proportion théorique. On utilise donc le test de l'écart-réduit sachant que la condition d'utilisation est vérifiée $(n.p = 75 > 5)$.

Test de l'écart-réduit

1- On pose l'hypothèse nulle :

H_0 « L'échantillon est extrait au hasard de la population dont la proportion théorique de sourds-muets est de $0{,}25$ »

2- On calcule la statistique ε :

$$\varepsilon = \frac{|p - f|}{\sqrt{\frac{p.(1-p)}{n}}} = 0{,}4$$

3- Conclusion :

Au risque $\alpha = 5\%$,

$\varepsilon < 1{,}96$ alors on ne rejette pas H_0 : la différence n'est pas significative. La proportion théorique de sourds-muets est de $0{,}25$.

2. Echantillon : $n = 300$, $k = 96$

Proportion observée : $f = \frac{k}{n} = 0{,}32$

Proportion théorique $p = 0{,}25$

Il s'agit d'effectuer la comparaison de la proportion observée à la proportion théorique. On utilise donc le test de l'écart-réduit sachant que la condition d'utilisation est vérifiée $(n.p = 75 > 5)$.

Test de l'écart-réduit

1- On pose l'hypothèse nulle :

H_0 « L'échantillon est extrait au hasard de la population dont la proportion théorique de sourds-muets est de $0{,}25$ »

2- On calcule la statistique ε :

$$\varepsilon = \frac{|p - f|}{\sqrt{\frac{p.(1-p)}{n}}} = 2{,}8$$

3- Conclusion :

Au risque $\alpha = 5\%$,

$\varepsilon > 1{,}96$ alors on rejette H_0 : la différence est significative. La proportion théorique de sourds-muets n'est pas égale à $0{,}25$.

Exercice 23

1. Calcul de la durée moyenne de survie après le traitement :

Classes	Nombre de sujets décédés
] 0,1]	230
] 1,2]	140
] 2,3]	80
] 3,4]	40
] 4,5]	10
Total	500

$$m = \frac{1}{500}\sum_{i=1}^{5} n_i.x_i = 1{,}42 \quad , \quad \sigma = \sqrt{\frac{1}{500}\sum_{i=1}^{5} n_i.x_i^2 - m^2} = 1{,}05$$

où x_i représente le centre de classe et n_i représente le nombre de sujets décédés.

2. Il s'agit d'effectuer la comparaison de la moyenne observée m à la moyenne théorique $M = 1{,}3$ (sans traitement). On utilise donc le test de l'écart-réduit $(n = 500 > 30)$.

Test de l'écart-réduit

1- On pose l'hypothèse nulle :

H_0 « La survie moyenne observée ne diffère pas de $1{,}3$ »

2- On calcule la statistique ε :

$$\varepsilon = \frac{|M - m|}{\frac{\sigma}{\sqrt{n-1}}} = 2{,}55$$

3- Conclusion :

Au risque $\alpha = 5\%$,

$\varepsilon > 1{,}96$ alors on rejette H_0: la différence est significative.

On peut conclure que le traitement provoque une durée de survie plus longue.

3. On considère la v.a. X « Durée de survie d'un sujet traité ».

Si X suit la loi exponentielle de paramètre λ alors la probabilité pour qu'un sujet traité survive au bout d'un temps t est :

$$P(X \geq t) = e^{-\lambda t}$$

avec

$$E(X) = \frac{1}{\lambda}$$

On a :

$$E(X) = \frac{1}{\lambda} = 1{,}42 \;\Rightarrow\; \lambda = 0{,}7$$

La probabilité pour qu'un sujet traité survive au bout d'un an est donc :

$$P(X \geq 1) = e^{-0{,}7.1} = 0{,}49$$

Le taux observé de survie à 1 an est :

$$f = \frac{270}{500} = 0{,}54$$

Le taux théorique de survie à 1 an est :

$$p = P(X \geq 1) = 0{,}49$$

Il s'agit d'effectuer la comparaison de la proportion observée f à la proportion théorique p en utilisant le test de l'écart-réduit sachant que la condition d'utilisation est vérifiée $(n.p = 245 > 5)$.

Test de l'écart-réduit

1- On pose l'hypothèse nulle :

H_0 « Le taux observé de survie à 1 an est compatible avec l'hypothèse faite sur la distribution des durées de survie »

2- On calcule la statistique ε :

$$\varepsilon = \frac{|p - f|}{\sqrt{\frac{p.(1-p)}{n}}} = 2{,}24$$

3- Conclusion :

Au risque $\alpha = 5\%$,

$\varepsilon > 1{,}96$ alors on rejette H_0 : la différence est significative. Le taux observé de survie à 1 an n'est pas compatible avec l'hypothèse faite sur la distribution des durées de survie.

Exercice 24

Groupe traité : $n_1 = 60$, $k_1 = 40$, $f_1 = \frac{k_1}{n_1} = \frac{2}{3}$

Groupe témoin : $n_2 = 40$, $k_2 = 20$, $f_2 = \frac{k_2}{n_2} = \frac{1}{2}$

Il s'agit d'effectuer la comparaison de deux proportions de guérison pour des observations indépendantes en utilisant le test de l'écart-réduit sachant que les conditions d'utilisations sont vérifiées ($n_1.p = 36 > 5$ et $n_2.p = 24 > 5$ avec $p = \frac{k_1+k_2}{n_1+n_2} = 0{,}6$).

Test de l'écart-réduit

1- On pose l'hypothèse nulle :

H_0 « Le médicament n'est pas efficace »

2- On calcule la statistique ε :

$$\varepsilon = \frac{|f_1 - f_2|}{\sqrt{p.(1-p).\left(\frac{1}{n_1} + \frac{1}{n_2}\right)}} = 1{,}66$$

3- Conclusion :

Au risque $\alpha = 5\%$,

$\varepsilon < 1{,}96$ alors on ne rejette pas H_0 : la différence n'est pas significative. Le médicament n'est pas efficace.

Exercice 25

Groupe protégé : $n_1 = 50$, $k_1 = 17$, $f_1 = \frac{k_1}{n_1} = 0{,}34$

Groupe non protégé : $n_2 = 50$, $k_2 = 21$, $f_2 = \frac{k_2}{n_2} = 0{,}42$

Il s'agit d'effectuer la comparaison de deux proportions de contaminée pour des observations indépendantes en utilisant le test de l'écart-réduit sachant que les conditions d'utilisations sont vérifiées ($n_1.p = 19 > 5$ et $n_2.p = 19 > 5$ avec $p = \frac{k_1+k_2}{n_1+n_2} = 0{,}38$).

Test de l'écart-réduit

1- On pose l'hypothèse nulle :

H_0 « Le dispositif de protection n'est pas efficace »

2- On calcule la statistique ε :

$$\varepsilon = \frac{|f_1 - f_2|}{\sqrt{p.(1-p).\left(\frac{1}{n_1} + \frac{1}{n_2}\right)}} = 0{,}82$$

3- Conclusion :

Au risque $\alpha = 5\%$,

$\varepsilon < 1{,}96$ alors on ne rejette pas H_0: la différence n'est pas significative. Le dispositif de protection n'est pas efficace.

Exercice 26

1. Il s'agit d'effectuer la comparaison entre deux moyennes pour des observations indépendantes en utilisant le test de l'écart-réduit sachant que la condition d'utilisation est vérifiée ($n = n_1 = n_2 = 40 > 30$).

Test de l'écart-réduit

1- On pose l'hypothèse nulle :

H_0 « Les moyennes de S sont comparables dans les deux groupes »

2- On calcule la statistique ε :

$$\varepsilon = \frac{|m_1 - m_2|}{\sqrt{\frac{\sigma_1^2}{n-1} + \frac{\sigma_2^2}{n-1}}} = 1{,}56$$

3- Conclusion :

Au risque $\alpha = 5\%$,

$\varepsilon < 1{,}96$ alors on ne rejette pas H_0 : la différence n'est pas significative. Les deux groupes sont comparables. On devrait s'attendre à un tel résultat.

2. Il s'agit d'effectuer la comparaison de deux proportions de sujets atteints de la grippe pour des observations indépendantes.

Groupe traité : $n_1 = 40$, $k_1 = 27$, $f_1 = \frac{k_1}{n_1} = 0{,}675$

Groupe témoin : $n_2 = 40$, $k_2 = 22$, $f_2 = \frac{k_2}{n_2} = 0{,}55$

On utilise le test de l'écart-réduit sachant que les conditions d'utilisations sont vérifiées ($n_1.p = 24{,}4 > 5$ et $n_2.p = 24{,}4 > 5$ avec $p = \frac{k_1+k_2}{n_1+n_2} = 0{,}61$).

Test de l'écart-réduit

1- On pose l'hypothèse nulle :

H_0 « Il n'y a pas de différence entre les proportions de sujets atteints de la grippe dans les deux groupes »

2- On calcule la statistique ε :

$$\varepsilon = \frac{|f_1 - f_2|}{\sqrt{p.(1-p).\left(\frac{1}{n_1} + \frac{1}{n_2}\right)}} = 1{,}13$$

3- Conclusion :

Au risque $\alpha = 5\%$,

$\varepsilon < 1{,}96$ alors on ne rejette pas H_0: la différence n'est pas significative. On ne peut pas dire que la crème a influé sur le nombre de sujets atteints de la grippe.

3. Les effectifs des deux groupes ont diminué ($n'_1 = 13$ et $n'_2 = 18$) Il s'agit d'effectuer la comparaison entre deux moyennes pour des observations indépendantes en utilisant éventuellement le test t de STUDENT car ce test exige la condition de normalité des taux d'une substance S dans les deux populations d'où proviennent les groupes (cette condition est souvent vérifiée) et la condition d'égalité des variances des deux populations $\left(\sigma_{p_1}^2 = \sigma_{p_2}^2\right)$. On la vérifie par le test F de FISHER-SNEDECOR.

Test F de FISHER-SNEDECOR

1- On pose l'hypothèse nulle :

H_0 « Les deux populations ont la même variance $\left(\sigma_{p_1}^2 = \sigma_{p_2}^2\right)$ »

2- On calcule :

Variance estimée de $\sigma_{p_1}^2$:

$$s_1^2 = \frac{n'_1}{n'_1 - 1}\sigma_1'^2 = 2{,}27$$

Variance estimée de $\sigma_{p_2}^2$:

$$s_2^2 = \frac{n'_2}{n'_2 - 1}\sigma_2'^2 = 1{,}95$$

Comme $s_1^2 > s_2^2$, on calcule la statistique F :

$$F = \frac{s_1^2}{s_2^2} = 1{,}16$$

3- Conclusion :

Au risque $\alpha = 5\%$ avec les nombres de d.d.l. $\nu_1 = n_1 - 1 = 12$ (colonne) et $\nu_2 = n_2 - 1 = 17$ (ligne), la table de FISHER-SNEDECOR nous donne $F_s = 2{,}381$.

$F < F_s$ alors on ne rejette pas H_0 : la différence n'est pas significative. Les deux populations ont la même variance.

Test t de STUDENT

1- On pose l'hypothèse nulle :

H_0 « Il n'y a pas de différence entre les moyennes »

2- On calcule la statistique t :

$$t = \frac{|m'_1 - m'_2|}{\sqrt{s^2.\left(\frac{1}{n'_1} + \frac{1}{n'_2}\right)}} = 1{,}4$$

où s^2 est la variance estimée de la population :

$$s^2 = \frac{n'_1.\sigma_1'^2 + n'_2.\sigma_2'^2}{n'_1 + n'_2 - 2} = 2{,}08$$

3- Conclusion :

Au risque $\alpha = 5\%$ avec le nombre de d.d.l. $\nu = n_1 + n_2 - 2 = 29$, la table de STUDENT nous donne $t_\alpha^* = 2{,}045$.

$t < t_\alpha^*$ alors on ne rejette pas H_0: la différence n'est pas significative.

On ne peut pas dire que la crème présente de réaction d'intolérance.

Remarque : Dans la question 2., on s'est assuré que les sujets n'étaient pas absents pour des raisons liées à la crème, ce qui aurait pu fausser les résultats de la question 3.

Exercice 27

1.

		Durée de rémission		
		≤ 12	> 12	**TOTAL**
Traitement	**A**	20	20	40
	B	20	30	50
	TOTAL	40	50	90

Il s'agit d'effectuer la comparaison entre les proportions de malades ayant une durée de rémission supérieure à 12 mois.

Traitement A : $n_1 = 40$, $k_1 = 20$, $f_1 = \frac{k_1}{n_1} = 0{,}5$

Traitement B : $n_2 = 50$, $k_2 = 30$, $f_2 = \frac{k_2}{n_2} = 0{,}6$

On utilise le test de l'écart-réduit sachant que les conditions d'utilisations sont vérifiées ($n_1.p = 22 > 5$ et $n_2.p = 27{,}5 > 5$ avec $p = \frac{k_1+k_2}{n_1+n_2} = 0{,}55$).

Test de l'écart-réduit

1- On pose l'hypothèse nulle :

H_0 « Les traitements A et B ont la même efficacité »

2- On calcule la statistique ε :

$$\varepsilon = \frac{|f_1 - f_2|}{\sqrt{p.(1-p).\left(\frac{1}{n_1} + \frac{1}{n_2}\right)}} = 0{,}88$$

3- Conclusion :

Au risque $\alpha = 5\%$,

$\varepsilon < 1{,}96$ alors on ne rejette pas H_0: la différence n'est pas significative.

2. On calcule d'abord la durée moyenne de rémission ainsi que la variance de chaque groupe.

Traitement A :

$$n_1 = 40 \ , \qquad m_1 = \frac{1}{n_1}\sum x = 15 \ , \qquad \sigma_1^2 = \frac{1}{n_1}\sum x^2 - m_1^2 = 132{,}5$$

Traitement B :

$$n_2 = 50 \ , \qquad m_2 = \frac{1}{n_2}\sum x = 20 \ , \qquad \sigma_2^2 = \frac{1}{n_2}\sum x^2 - m_2^2 = 110$$

Il s'agit maintenant d'effectuer la comparaison entre deux durées moyennes de rémission pour des observations indépendantes en utilisant le test de l'écart-réduit sachant que la condition d'utilisation est vérifiée ($n_1 = 40 > 30$ et $n_2 = 50 > 30$).

Test de l'écart-réduit

1- On pose l'hypothèse nulle :

H_0 « Les traitements A et B ont la même efficacité »

2- On calcule la statistique ε :

$$\varepsilon = \frac{|m_1 - m_2|}{\sqrt{\frac{\sigma_1^2}{n_1 - 1} + \frac{\sigma_2^2}{n_2 - 1}}} = 2{,}1$$

3- Conclusion :

Au risque $\alpha = 5\%$,

$\varepsilon > 1{,}96$ alors on rejette H_0 : la différence est significative. Le traitement B est plus efficace que le traitement A ($m_2 > m_1$).

3. On doit tenir compte de la réponse à la question 2. puisque le critère de jugement est un caractère quantitatif. On peut conclure que le traitement B est plus efficace que le traitement A.

Exercice 28

1. Il s'agit d'effectuer la comparaison entre deux proportions de succès pour des observations appariées. Tout d'abord on dresse le tableau suivant en utilisant le signe + (succès) et le signe – (échec).

Traitement A	Traitement B	Nombre de malades
+	+	23
-	+	15
+	-	5
-	-	17
TOTAL		60

On ne tient pas compte les paires de réponses concordantes c'est à dire 17 réponses (-,-) et 23 réponses (+,+), qui n'apportent rien à la question de savoir quel est le meilleur traitement. On considère alors les paires de réponses antagonistes :

15 réponses (-,+) et 5 réponses (+,-)

Il y a donc 20 réponses antagonistes. On désigne par a le nombre de réponses (-,+) et par b celui de réponses (+,-).

$$a = 15 \text{ et } b = 5$$

La proportion de succès pour le traitement A est $f_1 = \frac{5}{20}$ et celle pour le traitement B est $f_2 = \frac{15}{20}$.

On utilise le test de l'écart-réduit sachant que la condition d'utilisation est vérifiée $\left(\frac{a+b}{2} = 10 > 5\right)$.

Test de l'écart-réduit

1- On pose l'hypothèse nulle :

H_0 « Les deux traitements ont la même efficacité »

2- On calcule la statistique ε :

$$\varepsilon = \frac{|a-b|}{\sqrt{a+b}} = 2{,}23$$

3- Conclusion :

Au risque $\alpha = 5\%$,

$\varepsilon > 1{,}96$ alors on rejette H_0 : la différence est significative. Le traitement B est plus efficace que le traitement A.

2. Il s'agit d'effectuer la comparaison entre la proportion de réponses + avec le traitement B parmi les malades ayant donné une réponse + avec le traitement A $\left(f_1 = f(B^+/A^+) = \frac{23}{28} = 0{,}82\right)$ à la proportion de réponses + avec le traitement B parmi les malades ayant donné une réponse - avec le traitement A $\left(f_2 = f(B^+/A^-) = \frac{15}{32} = 0{,}47\right)$.

On utilise le test de l'écart-réduit sachant que les conditions d'utilisations sont vérifiées ($n_1.p = 28.0{,}63 = 17{,}64 > 5$ et $n_2.p = 32.0{,}63 = 20{,}16 > 5$ avec $p = \frac{k_1+k_2}{n_1+n_2} = \frac{23+15}{28+32} = 0{,}63$).

Test de l'écart-réduit

1- On pose l'hypothèse nulle :

H_0 « Il y a une relation entre les traitements A et B »

2- On calcule la statistique ε :

$$\varepsilon = \frac{|f_1 - f_2|}{\sqrt{p.(1-p).\left(\frac{1}{n_1}+\frac{1}{n_2}\right)}} = 3{,}88$$

3- Conclusion :

Au risque $\alpha = 5\%$,

$\varepsilon > 1{,}96$ alors on rejette H_0: il y a une relation entre les traitements A et B. Cette relation est positive ($f_1 > f_2$). Ceci signifie qu'un malade ayant donné un résultat + par le traitement A a plus de chances de donner le même résultat par le traitement B.

Exercice 29

1.

a. Il s'agit d'effectuer la comparaison entre deux proportions de succès (durée de sommeil supérieure 5) pour des observations appariées. Tout d'abord on dresse le tableau suivant en utilisant le signe + (succès) et le signe - (échec).

Somnifère A	Somnifère B	Nombre de sujets
+	+	42
-	+	20
+	-	18
-	-	30
TOTAL		110

On ne tient pas compte les paires de réponses concordantes c'est à dire 17 réponses (-,-) et 23 réponses (+,+), qui n'apportent rien à la question de savoir quel est le meilleur somnifère. On considère alors les paires de réponses antagonistes :

20 réponses (-,+) et 18 réponses (+,-)

Il y a donc 38 réponses antagonistes. On désigne par a le nombre de réponses (-,+) et par b celui de réponses (+,-).

$a = 20$ et $b = 18$

La proportion de succès pour le somnifère A est $f_1 = \frac{18}{38} = 0{,}47$ et celle pour le somnifère B est $f_2 = \frac{20}{38} = 0{,}52$.

On utilise le test de l'écart-réduit sachant que la condition d'utilisation est vérifiée $\left(\frac{a+b}{2} = 19 > 5\right)$.

Test de l'écart-réduit

1- On pose l'hypothèse nulle :

H_0 « Les deux somnifères ont la même efficacité »

2- On calcule la statistique ε :

$$\varepsilon = \frac{|a-b|}{\sqrt{a+b}} = 0{,}32$$

3- Conclusion :

Au risque $\alpha = 5\%$,

$\varepsilon < 1{,}96$ alors on ne rejette pas H_0 : la différence n'est pas significative. Les deux somnifères ont la même efficacité.

b. Il s'agit d'effectuer la comparaison entre la proportion de réponses + avec le somnifère B parmi les malades ayant donné une réponse + avec le somnifère A $\left(f_1 = f(B^+/A^+) = \frac{42}{60} = 0{,}7\right)$ à la proportion de réponses + avec le somnifère B parmi les malades ayant donné une réponse – avec le somnifère A $\left(f_2 = f(B^+/A^-) = \frac{20}{50} = 0{,}4\right)$.

On utilise le test de l'écart-réduit sachant que les conditions d'utilisations sont vérifiées ($n_1.p = 28.0{,}63 = 17{,}64 > 5$ et $n_2.p = 32.0{,}63 = 20{,}16 > 5$ avec $p = \frac{k_1+k_2}{n_1+n_2} = \frac{42+20}{60+50} = 0{,}56$).

Test de l'écart-réduit

1- On pose l'hypothèse nulle :

H_0 « Il y a une indépendance entre les somnifères A et B »

2- On calcule la statistique ε :

$$\varepsilon = \frac{|f_1 - f_2|}{\sqrt{p.(1-p).\left(\frac{1}{n_1} + \frac{1}{n_2}\right)}} = 3{,}15$$

3- Conclusion :

Au risque $\alpha = 5\%$,

$\varepsilon > 1{,}96$ alors on rejette H_0 : il y a une relation entre les somnifères A et B. Cette relation est positive ($f_1 > f_2$). Ceci signifie qu'un sujet ayant donné un résultat + par le somnifère A a plus de chances de donner le même résultat par le somnifère B.

2. Il s'agit d'effectuer la comparaison entre deux moyennes pour des observations appariées en utilisant le test de l'écart-réduit ($n = 110 > 30$).

Test de l'écart-réduit

1- On pose l'hypothèse nulle :

H_0 « Les deux somnifères ont la même efficacité »

2- On calcule :

- La moyenne des différences :

$$\overline{d} = \frac{1}{n}\sum d_i = m_A - m_B = 0{,}57$$

- L'écart-type de ces différences :

$$\sigma_d = \sqrt{\frac{1}{n}\sum d_i^2 - \overline{d}^2} = 2{,}24$$

On calcule la statistique ε :

$$\varepsilon = \frac{|\overline{d}|}{\frac{\sigma_d}{\sqrt{n-1}}} = 2{,}65$$

3- Conclusion :

Au risque $\alpha = 5\%$,

$\varepsilon > 1{,}96$ alors on rejette H_0: la différence est significative. Le somnifère A est plus efficace que le somnifère B $\left(\overline{d} = m_A - m_B > 0\right)$.

3. On doit tenir compte de la réponse de la question 2. puisque le critère de jugement est un caractère quantitatif. On peut dire que le somnifère A est meilleur que le somnifère B.

Exercice 30

Il s'agit de comparer les moyennes des différences de poids des trois échantillons. Pour cela, on utilise le test F de FISHER-SNEDECOR en supposant que la condition de normalité des différences de poids est vérifiée. En ce qui concerne la condition d'égalité des variances, on la vérifie par le test de BARTLETT.

Moyennes et variances :

Echantillon E_1 :

$$m_1 = \frac{1}{10}\sum_{j=1}^{10} x_j^1 = 2{,}75$$

$$\sigma_1^2 = \frac{1}{10}\sum_{j=1}^{10}\left(x_j^1 - m_1\right)^2 = 0{,}24$$

où x_j^1 sont les différences de poids dans l'échantillon E_1.

Echantillon E_2 :

$$m_2 = \frac{1}{10}\sum_{j=1}^{10} x_j^2 = 2{,}1$$

$$\sigma_2^2 = \frac{1}{10}\sum_{j=1}^{10}\left(x_j^2 - m_2\right)^2 = 0{,}25$$

où x_j^2 sont les différences de poids dans l'échantillon E_2.

Echantillon E_3 :

$$m_3 = \frac{1}{10}\sum_{j=1}^{10} x_j^3 = 2{,}2$$

$$\sigma_3^2 = \frac{1}{10}\sum_{j=1}^{10}\left(x_j^3 - m_3\right)^2 = 0{,}14$$

où x_j^3 sont les différences de poids dans l'échantillon E_3.

Variance inter-colonnes :

$$S_A^2 = \frac{1}{k-1}\sum_{i=1}^{k} n_i.(m_i - m)^2 = 1{,}23$$

avec

$$m = \frac{1}{n}\sum_{i=1}^{k} n_i.m_i = 2{,}35$$

$$k = 3\ , \qquad n_1 = n_2 = n_3 = 10\ , \qquad n = \sum_{i=1}^{3} n_i = 30$$

Variance intra-colonne ou résiduelle :

$$S_B^2 = \frac{1}{n-k}\sum_{i=1}^{k} n_i.\sigma_i^2 = 0{,}23$$

$$k = 3\ , \qquad n_1 = n_2 = n_3 = 10\ , \qquad n = \sum_{i=1}^{3} n_i = 30$$

Test de BARTLETT

1- On pose l'hypothèse nulle :
H_0 « Les variances des trois populations sont égales ($\sigma_{p_1}^2 = \sigma_{p_2}^2 = \sigma_{p_3}^2$) »

2- On calcule la statistique T :

$$T = \frac{(n-k).ln(S_B^2) - \sum_{i=1}^{k}(n_i - 1).ln\left(\frac{n_i}{n_i - 1}\sigma_i^2\right)}{1 + \frac{1}{3(k-1)}\left(\sum_{i=1}^{k}\frac{1}{n_i - 1} - \frac{1}{n-k}\right)} =$$

$$= \frac{(30-3).ln(0{,}23) - \left(9.ln\left(\frac{10}{9}0{,}24\right) + 9.ln\left(\frac{10}{9}0{,}25\right) + 9.ln\left(\frac{10}{9}0{,}14\right)\right)}{1 + \frac{1}{3.2}\left(\frac{1}{9} + \frac{1}{9} + \frac{1}{9} - \frac{1}{30-3}\right)} =$$

$$= 0{,}46$$

3- Conclusion :

Au risque $\alpha = 5\%$ avec le nombre de d.d.l. $\nu = 2$, la table de χ^2 nous donne $\chi^2_\alpha = 5{,}99$.

$T < \chi^2_\alpha$ alors on ne rejette pas H_0 et on conclut que les différences ne sont pas significatives. Les variances des trois populations sont égales. On peut donc utiliser le test d'ANOVA.

Test F de FISHER-SNEDECOR

1- On pose l'hypothèse nulle :

H_0 « Les trois traitements ont la même efficacité »

2- On calcule la statistique F :

$$F = \frac{S_A^2}{S_B^2} = 5{,}35$$

3- Conclusion :

Au risque $\alpha = 5\%$ avec $\nu_A = k - 1 = 2$ (colonne) et $\nu_B = n - k = 27$ (ligne) la table de FISHER-SNEDECOR nous donne $F_S = 3{,}35$.

$F > F_S$ alors on rejette H_0 et on conclut que les moyennes diffèrent significativement dans l'ensemble. Les trois traitements n'ont pas la même efficacité.

Tableau d'analyse de La variance à un facteur

Source de variation	**Somme des Carrés des Ecarts**	**Degré de liberté**	**Carrés moyens**
Entre groupes	$SCE(Inter) = 2{,}45$	2	$S_A^2 = 1{,}23$ Variance inter-colonnes
Résiduelle	$SCE(Intra) = 6{,}3$	27	$S_B^2 = 0{,}23$ Variance résiduelle
Totale	$SCE(Tot) = 8{,}75$	29	

Du fait que les moyennes diffèrent significativement dans l'ensemble, on comparera les moyennes deux à deux par le test de SCHEFFE.

Tout d'abord, on range les traitements par ordre croissant des moyennes.

Traitement	T_2	T_3	T_1
Moyenne	2,1	2,2	2,75

On veut comparer m_2 avec m_3 puis m_3 avec m_1. On construit deux contrastes pour chaque comparaison.

$\boldsymbol{T_2}$ **vs.** $\boldsymbol{T_3}$

$C_1 = m_2 - m_3 = -0{,}1 \; (c_1 = 0\,, c_2 = 1\,, c_3 = -1\,)$

$\boldsymbol{T_3}$ **vs.** $\boldsymbol{T_1}$

$C_2 = m_1 - m_3 = -0{,}55 \; (c_1 = 1\,, c_2 = 0\,, c_3 = -1\,)$

Test de SCHEFFE

$\boldsymbol{T_2}$ **vs.** $\boldsymbol{T_3}$

On calcule la valeur critique pour le risque $\alpha = 5\%$.

$$C_C = \sqrt{(3-1).F_s.S_B^2.\sum_{i=1}^{3}\frac{c_i^2}{n_i}} = \sqrt{2.3{,}35.0{,}23.\left(\frac{0}{10}+\frac{1^2}{10}+\frac{(-1)^2}{10}\right)} = 0{,}56$$

$|C_1| < 0{,}56$ alors le contraste C_1 n'est pas significativement différent de 0. On conclut que les moyennes m_2 et m_3 ne sont pas significativement différentes.

$\boldsymbol{T_3}$ **vs.** $\boldsymbol{T_1}$

On calcule la valeur critique pour le risque $\alpha = 5\%$.

$$C_C = \sqrt{(3-1).F_s.S_B^2.\sum_{i=1}^{3}\frac{c_i^2}{n_i}} = \sqrt{2.3{,}35.0{,}23.\left(\frac{1^2}{10}+\frac{0}{10}+\frac{(-1)^2}{10}\right)} = 0{,}56$$

$|C_2| < 0{,}56$ alors le contraste C_2 n'est pas significativement différent de 0. On conclut que les moyennes m_1 et m_3 ne sont pas significativement différentes.

On compare maintenant entre m_1 avec m_2 et m_3 . Le contraste est :

$C_3 = \left(\frac{m_2+m_3}{2}\right) - m_1 = -0{,}6 \;\; (c_1 = -1\,, c_2 = c_3 = \frac{1}{2})$

$\boldsymbol{(T_2 - T_3)}$ **vs.** $\boldsymbol{T_1}$

On calcule la valeur critique pour le risque $\alpha = 5\%$.

$$C_C = \sqrt{(3-1).F_s.S_B^2.\sum_{i=1}^{3}\frac{c_i^2}{n_i}} = \sqrt{2.3{,}35.0{,}23.\left(\frac{(-1)^2}{10}+\frac{(1/2)^2}{10}+\frac{(1/2)^2}{10}\right)} = 0{,}48$$

$|C_3| > 0{,}48$ alors le contraste C_3 est significativement différent de 0. On conclut que les moyennes m_2 et m_3 diffèrent significativement de m_1.

On conclut que la différence n'est pas significative pour $T_2 - T_3$ et $T_3 - T_1$ mais la différence entre $(T_2 - T_3)$ et T_1 est significative. Il semble bien que les traitements T_2 et T_3 ont la même efficacité et le traitement T_1 est plus efficace que les traitements T_2 et T_3.

Exercice 31

1. Il s'agit d'effectuer la comparaison de la durée moyenne de maladie du groupe traité par A à celle du groupe témoin P en utilisant le test de l'écart-réduit que la condition d'utilisation est vérifiée (n_A et $n_P > 30$).

Test de l'écart-réduit

1- On pose l'hypothèse nulle :

H_0 « Le traitement A n'est pas actif »

2- On calcule la statistique ε :

$$\varepsilon = \frac{|m_A - m_P|}{\sqrt{\frac{\sigma_A^2}{n_A - 1} + \frac{\sigma_P^2}{n_P - 1}}} = 2{,}12$$

3- Conclusion :

Au risque $\alpha = 5\%$,

$\varepsilon > 1{,}96$ alors on rejette H_0 : la différence est significative. Le traitement A est actif.

2. Il s'agit d'effectuer la comparaison de la durée moyenne de maladie du groupe traité par B à celle du groupe témoin en utilisant éventuellement le test t de STUDENT ($n_B < 30$) car ce test exige la condition de normalité des durées de maladie dans les deux populations d'où proviennent les échantillons (cette condition est souvent vérifiée) et la condition d'égalité des variances des deux populations $\left(\sigma_{pB}^2 = \sigma_{pP}^2\right)$ (On la vérifie par le test F de FISHER-SNEDECOR).

Test F de FISHER-SNEDECOR

1- On pose l'hypothèse nulle :

H_0 « Les deux populations ont la même variance $\left(\sigma_{pB}^2 = \sigma_{pP}^2\right)$ »

2- On calcule :

Variance estimée de σ_{pB}^2 :

$$s_B^2 = \frac{n_B}{n_B - 1}\sigma_B^2 = 52{,}63$$

Variance estimée de σ_{pP}^2 :

$$s_P^2 = \frac{n_P}{n_P - 1}\sigma_P^2 = 36{,}20$$

Comme $s_B^2 > s_P^2$, on calcule la statistique F :

$$F = \frac{s_B^2}{s_P^2} = 1{,}45$$

3- Conclusion :

Au risque $\alpha = 5\%$ avec les nombres de d.d.l. $\nu_B = n_B - 1 = 19$ (colonne) et $\nu_P = n_P - 1 = 29$ (ligne), la table de FISHER-SNEDECOR nous donne $1{,}945 < F_S < 2{,}027$.

$F < F_S$ alors on ne rejette pas H_0: la différence n'est pas significative. Les deux populations ont la même variance.

Test t de STUDENT

1- On pose l'hypothèse nulle :

H_0 « Le traitement B n'est pas actif »

2- On calcule la statistique t :

$$t = \frac{|m_B - m_P|}{\sqrt{s^2.\left(\frac{1}{n_B} + \frac{1}{n_P}\right)}} = 1{,}06$$

où s^2 est la variance estimée de la population :

$$s^2 = \frac{n_B.\sigma_B^2 + n_P.\sigma_P^2}{n_B + n_P - 2} = 42{,}70$$

3- Conclusion :

Au risque $\alpha = 5\%$ avec le nombre de d.d.l. $\nu = n_B + n_P - 2 = 48$, la table de STUDENT nous donne $t_\alpha^* = 1{,}96$.

$t < t_\alpha^*$ alors on ne rejette pas H_0: la différence n'est pas significative. Le traitement B n'est pas actif.

3. Il s'agit de comparer les durées moyennes de maladie des trois groupes. Pour cela, on utilise le test F de FISHER-SNEDECOR en supposant que les conditions d'utilisation sont vérifiées (normalité des durées de maladie et égalité des variances).

Test F de FISHER-SNEDECOR

1- On pose l'hypothèse nulle :

H_0 « Les traitements A et B ne sont pas actifs »

2- On calcule la statistique F :

$$F = \frac{s_A^2}{s_B^2} = 1{,}9$$

où s_A^2 est la variance inter-colonnes :

$$s_A^2 = \frac{1}{k-1}\sum_{i=1}^{k} n_i.(m_i - m)^2 = 69{,}35$$

s_B^2 est la variance intra-colonne ou résiduelle :

$$s_B^2 = \frac{1}{n-k}\sum_{i=1}^{k} n_i\,.\sigma_i^2 = 36{,}36$$

et m est la moyenne des moyennes :

$$m = \frac{1}{n}\sum_{i=1}^{k} n_i.m_i = 18{,}375$$

avec $n_A = 30$, $n_B = 20$, $n_P = 30$ et $n = n_A + n_B + n_P = 80$.

Tableau d'analyse de La variance à un facteur

Source de variation	Somme des Carrés des Ecarts	Degré de liberté	Carrés moyens
Entre groupes	$SCE(Inter) = 138{,}7$	2	$s_A^2 = 69{,}35$ Variance inter-colonnes
Résiduelle	$SCE(Intra) = 2800$	77	$s_B^2 = 36{,}36$ Variance résiduelle
Totale	$SCE(Tot) = 2938{,}7$	79	

3- Conclusion :

Au risque $\alpha = 5\%$ avec $\nu_A = k - 1 = 2$ (colonne) et $\nu_B = n - k = 77$ (ligne) la table de FISHER-SNEDECOR nous donne $3{,}072 < F_s < 3{,}15$.

$F < F_s$ alors on ne rejette pas H_0: les moyennes ne diffèrent pas significativement dans l'ensemble. Les traitements A et B ne sont pas actifs.

4. La réponse de la 3ème question n'est pas compatible avec celle de 1. et 2. ; la réponse aux questions 1. et 2. nécessite d'abord de répondre à la question 3.

5. Les trois groupes ne jouent pas un rôle symétrique puisqu'il y a un groupe qui n'a pas reçu un traitement (groupe témoin). L'analyse de la variance consiste à comparer plusieurs moyennes des échantillons qui ne diffèrent que par un facteur.

Le plan stratégique à aborder est :

- Comparer le traitement A au placebo P (1ère question),
- Comparer le traitement B au placebo P (2ème question),
- Interpréter les résultats.

On conclut que le traitement A est actif et le traitement B n'en est pas.

Exercice 32

Il s'agit de rechercher éventuellement l'existence de deux facteurs : « masque » et « atelier ». La comparaison entre masques et celle ateliers se fait par l'analyse de la variance à deux facteurs.

On désigne par x_{ij} le dosage du sujet protégé par le masque M_i et travaille dans l'atelier A_j avec $i = 1{,}2$ et $j = 1{,}2{,}3{,}4$.

On désigne par k le nombre d'ateliers ($k = 4$) et par k' le nombre de masques ($k' = 2$).

Les moyennes des 4 ateliers :

$$m_j = \frac{1}{k'}\sum_{i=1}^{k'} x_{ij}$$

$m_1 = 7{,}5$, $m_2 = 8$, $m_3 = 8$, $m_4 = 6{,}5$

Les moyennes des 2 masques :

$$\mu_i = \frac{1}{k}\sum_{j=1}^{k} x_{ij}$$

$\mu_1 = 8$, $\mu_2 = 7$

La moyenne des moyennes :

$$m = \frac{1}{N}\sum_{i=1}^{k'}\sum_{j=1}^{k} x_{ij} = \frac{1}{k}\sum_{j=1}^{k} m_j = \frac{1}{k'}\sum_{i=1}^{k'} \mu_i$$

où N est le nombre de dosages de l'échantillon. $N = k.k' = 8$

$m = 7{,}5$

La variance des mesures :

$$\sigma^2 = \frac{1}{N}\sum_{i=1}^{k'}\sum_{j=1}^{k} (x_{ij} - m)^2$$

$\sigma^2 = 0{,}75$

Variance inter-colonne pour le facteur « atelier » ou variance entre ateliers :

$$S_A^2 = \frac{1}{k-1}\sum_{j=1}^{k} n_j.(m_j - m)^2$$

n_j est le nombre de dosages x_{ij} dans l'atelier A_j. $n_j = 2$ pour $j = 1,2,3,4$

$$S_A^2 = \frac{2.1{,}5}{3} = 1$$

Variance inter-colonne pour le facteur « masque » ou variance entre masques :

$$S'^2_A = \frac{1}{k'-1}\sum_{i=1}^{k'} n'_i.(\mu_i - m)^2$$

n'_i est le nombre de dosages x_{ij} par le masque M_i. $n'_i = 4$ pour $i = 1,2$

$$S'^2_A = \frac{4.0{,}5}{1} = 2$$

Variance intra-colonne pour les deux facteurs ou variance résiduelle :

$$T_B^2 = \frac{N.\sigma^2 - (k-1).S_A^2 - (k'-1).S'^2_A}{N - k - k' + 1}$$

$$T_B^2 = \frac{8.0{,}75 - 3.1 - 1.2}{8 - 4 - 2 + 1} = 0{,}33$$

Test F de FISHER-SNEDECOR pour le facteur « atelier »

1- On pose l'hypothèse nulle :

H_0 « Il n'y a pas de différences entre les moyennes des 4 ateliers »

2- On calcule la statistique F :

$$F = \frac{S_A^2}{T_B^2} = \frac{1}{0{,}33} = 3{,}03$$

3- Conclusion :

Au risque $\alpha = 5\%$ avec $\nu_A = k - 1 = 3$ (colonne) et $\nu_B = N - k - k' + 1 = 3$ (ligne) $F_s = 9{,}28$.

$F < F_s$ alors on ne rejette pas H_0 et on conclut qu'il n'existe pas le facteur « atelier ». Les dosages ne diffèrent pas significativement entre les quatre ateliers.

Test F de FISHER-SNEDECOR pour le facteur « masque »

1- On pose l'hypothèse nulle :

H_0 « Il n'y a pas de différences entre les moyennes des deux masques »

2- On calcule la statistique F :

$$F = \frac{S'^2_A}{T_B^2} = \frac{2}{0{,}33} = 6{,}06$$

3- Conclusion :

Au risque $\alpha = 5\%$ avec $\nu_A = k' - 1 = 1$ (colonne) et $\nu_B = N - k - k' + 1 = 3$ (ligne) $F_s = 10{,}13$.

$F < F_s$ alors on ne rejette pas H_0 et on conclut qu'il n'existe pas le facteur « masque ». Les dosages ne diffèrent pas significativement par les deux masques.

Tableau d'analyse de la variance à deux facteurs et une répétition

Source de variation	Somme des Carrés des Ecarts	Degré de liberté	Carrés moyens
Atelier $F1$	$SCE(F1) = 3$	3	$S_A^2 = \frac{SCE(F1)}{k-1} = 1$ Variance pour le facteur « atelier »
Masque $F2$	$SCE(F2) = 2$	1	$S'^2_A = \frac{SCE(F2)}{k'-1} = 2$ Variance pour le facteur « masque »
Résiduelle	$SCE(Rés) = 1$	3	$T_B^2 = \frac{SCE(Rés)}{N-k-k'+1} = 0{,}33$ Variance résiduelle
Totale	$SCE(Tot) = 6$	7	

Exercice 33

Il s'agit d'un problème de conformité entre la distribution expérimentale et celle théorique. On utilise le test de χ^2.

Test de χ^2

1- On pose l'hypothèse nulle :

H_0 « La distribution expérimentale est conforme à celle de l'ensemble de l'Europe »

2- Calcul des effectifs théoriques T_i :

$$T_i = n.p_i$$

avec $i = 1,2,3,4$

Groupe sanguin	**O**	**A**	**B**	**AB**	**TOTAL**
Effectif observé O_i	35	35	20	10	100
Effectif théorique T_i	40	43	12	5	100

La condition d'utilisation du test est remplie car $T_i > 5 \ \ \forall i$.

On calcule la statistique χ_c^2 :

$$\chi_c^2 = \sum_{i=1}^{4} \frac{(O_i - T_i)^2}{T_i} = 12{,}44$$

3- Conclusion :

Au risque $\alpha = 5\%$ avec $\nu = k - 1 = 3$ la table de χ^2 nous donne $\chi_\alpha^2 = 7{,}815$.

$\chi_c^2 > \chi_\alpha^2$ alors on rejette H_0: la différence est significative. On conclut que les résultats observés ne sont pas conformes à ceux valables pour l'ensemble de l'Europe.

Exercice 34

1. La loi théorique de probabilités définie dans cet exercice est la loi de binomiale.

2. Soit la v.a. X « Nombre de garçons nés parmi deux nouveau-nés ».

On sait que :

$$X \to B(2\,,0{,}5)$$

avec

$$P(X = k) = C_2^k.(0{,}5)^k.(0{,}5)^{2-k}$$

$P(X = 0) = 0{,}25$

$P(X = 1) = 0{,}5$

$P(X = 2) = 0{,}25$

Il s'agit d'un problème de conformité entre la distribution expérimentale et la loi binomiale. On utilise le test de χ^2.

Test de χ^2

1- On pose l'hypothèse nulle :

H_0 « La distribution expérimentale est conforme à la loi binomiale »

2- Calcul des effectifs théoriques T_i :

On calcule T_i par $T_i = n.p_i$ avec $i = 1,2,3$

Famille comportant	**2 garçons**	**1 garçon et 1 fille**	**2 filles**	**TOTAL**
Effectif observé O_i	30	40	30	100
Effectif théorique T_i	25	50	25	100

La condition d'utilisation du test est remplie car $T_i > 5\ \forall i$.

On calcule la statistique χ_c^2 :

$$\chi_c^2 = \sum_{i=1}^{3} \frac{(O_i - T_i)^2}{T_i} = 4$$

3- Conclusion :

Au risque $\alpha = 5\%$ avec $\nu = k - 1 = 2$ la table de χ^2 nous donne $\chi_\alpha^2 = 5{,}992$.

$\chi_c^2 < \chi_\alpha^2$ alors on ne rejette pas H_0: la différence n'est pas significative. On conclut que les résultats observés sont conformes à la loi binomiale.

Exercice 35

1. On calcule de la moyenne :

$$m = \frac{1}{120} \sum_{i=1}^{4} n_i.x_i = 1{,}32$$

2. La loi théorique de probabilités correspondante à ces données est la loi de POISSON.

3. Calcul des effectifs théoriques T_i :

Soit la v.a. X « Nombre de dents cariées d'un élève ».

On sait que :

$$X \to P(1{,}32)$$

avec

$$P(X = k) = e^{-m}.\frac{m^k}{k!}$$

$$P(X = 0) = e^{-1{,}32}.\frac{(1{,}32)^0}{0!} = 0{,}27$$

$$P(X = 1) = e^{-1{,}32}.\frac{(1{,}32)^1}{1!} = 0{,}35$$

$$P(X = 2) = e^{-1{,}32}.\frac{(1{,}32)^2}{2!} = 0{,}24$$

$$P(X=3) = e^{-1,32}.\frac{(1,32)^3}{3!} = 0,1$$

$$P(X=4) = e^{-1,32}.\frac{(1,32)^4}{4!} = 0,04$$

On calcule T_i par :

$$T_i = n.p_i$$

avec $i = 1,2,3,4$

Nombre de dents cariées	0	1	2	3	4	**TOTAL**
Effectif observé O_i	31	44	27	12	6	120
Effectif théorique T_i	32,4	42	28,8	12	4,8	120

4. Test de χ^2

1- On pose l'hypothèse nulle :

H_0 « La distribution expérimentale est conforme à la loi de POISSON »

2- La condition d'utilisation du test n'est pas remplie car T_5 est inférieur à 5. Il faut donc regrouper la 5ème classe avec la classe adjacente afin de satisfaire à cette condition.

Nombre de dents cariées	0	1	2	3 **ou** 4	**TOTAL**
Effectif observé $\boldsymbol{O_i}$	31	44	27	18	120
Effectif théorique $\boldsymbol{T_i}$	32,4	42	28,8	16,8	120

On calcule la statistique χ_c^2 :

$$\chi_c^2 = \sum_{i=1}^{4} \frac{(O_i - T_i)^2}{T_i} = 0,35$$

3- Conclusion :

Au risque $\alpha = 5\%$ avec $\nu = k - 1 - 1 = 2$. Ici, on a estimé un seul paramètre (la moyenne) pour déterminer les effectifs théoriques. La table de χ^2nous donne $\chi_\alpha^2 = 5,992$.

$\chi_c^2 < \chi_\alpha^2$ alors on ne rejette pas H_0 : la différence n'est pas significative. On conclut que les résultats observés sont conformes à la loi POISSON.

Exercice 36

1. Tableau des effectifs :

Classe des poids	Effectif
[35 , 45[	2
[45 , 55[	5
[55 , 65[	9
[65 , 75[	17
[75 , 85[	10
[85 , 95[	6
[95 , 105[	1
TOTAL	50

Histogramme et polygone des effectifs

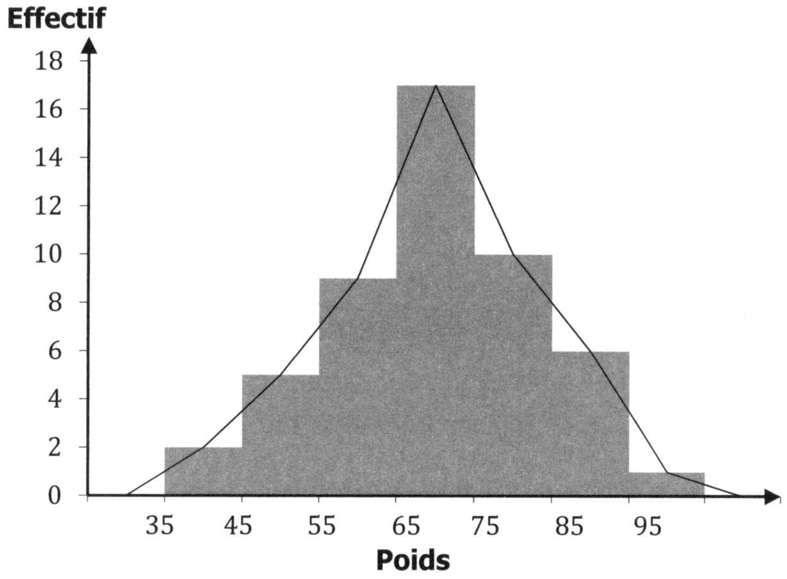

2. Calcul de la moyenne et de l'écart-type :

$$m = \frac{1}{n}\sum_{i=1}^{7} n_i . x_i = 70$$

$$\sigma^2 = \frac{1}{n}\sum_{i=1}^{7} n_i . x_i^2 - m^2 = 180 \Rightarrow \sigma = 13{,}41$$

Test de χ^2

1- On pose l'hypothèse nulle :

H_0 « La distribution expérimentale est conforme à la loi normale »

2- Calcul des effectifs théoriques T_i :

Soit la v.a. X « Poids d'une personne ».

On a :

$$X \to N(70\,,180)$$

On pose :

$$T = \frac{X-70}{13{,}41} \to N(0\,,1)$$

$P(X < 35) = P(T < -2{,}6) = F(-2{,}6) = 1 - F(2{,}6) = 1 - 0{,}995 = 0{,}005$

$$P(35 \leq X < 45) = P(-2{,}6 < T < -1{,}86) = F(-1{,}86) - F(-2{,}6) = \\ = F(2{,}6) - F(1{,}86) = 0{,}995 - 0{,}969 = 0{,}026$$

$$P(45 \leq X < 55) = P(-1{,}86 < T < -1{,}11) = F(-1{,}11) - F(-1{,}86) = \\ = F(1{,}86) - F(1{,}11) = 0{,}969 - 0{,}867 = 0{,}102$$

$$P(55 \leq X < 65) = P(-1{,}11 < T < -0{,}37) = F(-0{,}37) - F(-1{,}11) = \\ = F(1{,}11) - F(0{,}37) = 0{,}867 - 0{,}644 = 0{,}223$$

$$P(65 \leq X < 75) = P(-0{,}37 < T < 0{,}37) = F(0{,}37) - F(-0{,}37) = \\ = 2.F(0{,}37) - 1 = 2.0{,}644 - 1 = 0{,}288$$

$$P(75 \leq X < 85) = P(0{,}37 < T < 1{,}11) = F(1{,}11) - F(0{,}37) = \\ = 0{,}867 - 0{,}644 = 0{,}223$$

$$P(85 \leq X < 95) = P(1{,}11 < T < 1{,}86) = F(1{,}86) - F(1{,}11) = \\ = 0{,}969 - 0{,}867 = 0{,}102$$

$$P(95 \leq X < 105) = P(1{,}86 < T < 2{,}6) = F(2{,}6) - F(1{,}86) = \\ = 0{,}995 - 0{,}969 = 0{,}026$$

$$P(X \geq 105) = P(T > 2{,}6) = 1 - P(T \leq 2{,}6) = 1 - F(2{,}6) = 1 - 0{,}995 = \\ = 0{,}005$$

On calcule T_i par :

$$T_i = n.p_i$$

avec $i = 1,2,3,4,5,6,7$

Classe des poids	**Effectif observé O_i**	**Effectif théorique T_i**
Moins de 35	0	0,25
$[35\,,45[$	2	1,30
$[45\,,55[$	5	5,10
$[55\,,65[$	9	11,15
$[65\,,75[$	17	14,40
$[75\,,85[$	10	11,15
$[85\,,95[$	6	5,10
$[95\,,105[$	1	1,30
Plus de 105	0	0,25
TOTAL	50	50

La condition d'utilisation du test n'est pas remplie car certaines classes ont pour effectifs théoriques inférieurs à 5 (les deux premières et les deux dernières). Il faut donc regrouper ces classes avec leurs classes adjacentes afin de satisfaire à cette condition.

Classe des poids	Effectif observé O_i	Effectif théorique T_i
Moins de 55	7	6,65
[55 , 65[	9	11,15
[65 , 75[	17	14,40
[75 , 85[	10	11,15
85 ou plus	7	6,65
TOTAL	50	50

On calcule la statistique χ_c^2 :

$$\chi_c^2 = \sum_{i=1}^{5} \frac{(O_i - T_i)^2}{T_i} = 1{,}03$$

3- Conclusion :

Au risque $\alpha = 5\%$ avec $\nu = k - 1 - 2 = 2$. Ici, on a estimé deux paramètres (la moyenne et la variance) pour déterminer les effectifs théoriques). La table de χ^2nous donne $\chi_\alpha^2 = 5{,}992$.

$\chi_c^2 < \chi_\alpha^2$ alors on ne rejette pas H_0 : la différence n'est pas significative. On conclut que les résultats observés sont conformes à la loi normale.

Exercice 37

1. Tableau des effectifs théoriques :

Phénotype	Effectifs théoriques T_i
(a^+, b^+, c^+)	162
(a^+, b^+, c)	54
(a^+, b , c^+)	54
(a , b^+, c^+)	54
(a , b^+, c)	18
(a , b , c^+)	18
(a^+, b , c)	18
(a , b , c)	6
TOTAL	384

2. On utilise le teste de χ^2 (la condition d'utilisation du test est remplie car $T_i > 5\ \forall i$).

Test de χ^2

1- On pose l'hypothèse nulle :

H_0 « La distribution expérimentale est conforme à la loi de MENDEL »

2- On calcule la statistique χ_c^2 :

$$\chi_c^2 = \sum_{i=1}^{8} \frac{(O_i - T_i)^2}{T_i} = 23{,}95$$

3- Conclusion :

Au risque $\alpha = 5\%$ avec $\nu = k - 1 = 7$ la table de χ^2 nous donne $\chi_\alpha^2 = 14{,}067$.

$\chi_c^2 > \chi_\alpha^2$ alors on rejette H_0 : la différence est significative. On conclut que les résultats observés ne sont pas conformes à la loi de MENDEL.

Exercice 38

On utilise le test de χ^2

Test de χ^2

1- On pose l'hypothèse nulle :

H_0 « Les deux traitements ont la même efficacité »

2- On calcule les effectifs théoriques T_{ij} par :

$$T_{ij} = \frac{n_i . m_j}{N}$$

où $N = 200$.

Tableau des effectifs théoriques T_{ij} :

		Catégorie			
		A	**B**	**C**	**TOTAL**
Traitement	T_1	77	23,65	9,35	110
	T_2	63	19,35	7,65	90
TOTAL		140	43	17	200

La condition d'utilisation du test est remplie car $T_{ij} > 5 \quad \forall i, j$.

On calcule la statistique χ_c^2 :

$$\chi_c^2 = \sum_{i=1}^{2} \sum_{j=1}^{3} \frac{\left(O_{ij} - T_{ij}\right)^2}{T_{ij}} = 4{,}92$$

3- Conclusion :

Au risque $\alpha = 5\%$ avec $\nu = (2-1).(3-1) = 2$ la table de χ^2 nous donne $\chi_\alpha^2 = 5{,}992$.

$\chi_c^2 < \chi_\alpha^2$ alors on ne rejette pas H_0 : la différence n'est pas significative. On conclut que les deux traitements ont la même efficacité.

Exercice 39

Tableau des effectifs observés O_{ij} :

	Poison				
	A	**B**	**C**	**D**	**TOTAL**
Nombre de souris mortes	4	9	12	5	30
Nombre de souris vivantes	36	31	28	35	130
TOTAL	40	40	40	40	160

On utilise le test de χ^2.

Test de χ^2

1- On pose l'hypothèse nulle :

H_0 « Les quatre poisons sont homogènes du point de vue toxicité »

2- On calcule les effectifs théoriques T_{ij} par :

$$T_{ij} = \frac{n_i . m_j}{N}$$

où $N = 160$

Tableau des effectifs théoriques T_{ij} :

	Poison				
	A	**B**	**C**	**D**	**TOTAL**
Nombre de souris mortes	7,5	7,5	7,5	7,5	30
Nombre de souris vivantes	32,5	32,5	32,5	32,5	130
TOTAL	40	40	40	40	160

La condition d'utilisation du test est remplie car $T_{ij} > 5 \quad \forall i, j$.

On calcule la statistique χ_c^2 :

$$\chi_c^2 = \sum_{i=1}^{2}\sum_{j=1}^{4}\frac{\left(O_{ij}-T_{ij}\right)^2}{T_{ij}} = 6{,}72$$

3- Conclusion :

Au risque $\alpha = 5\%$ avec $\nu = (2-1).(4-1) = 3$ la table de χ^2 nous donne $\chi_\alpha^2 = 7{,}815$.

$\chi_c^2 < \chi_\alpha^2$ alors on ne rejette pas H_0 : la différence n'est pas significative. On conclut que les quatre poisons sont homogènes du point de vue toxicité.

Exercice 40

1. Tableau des effectifs O_{ij} :

	Groupe		
	traité	**témoin**	**TOTAL**
Nombre de résultats positifs	45	14	59
Nombre de résultats négatifs	5	36	41
TOTAL	50	50	100

On utilise le test de χ^2.

Test de χ^2

1- On pose l'hypothèse nulle :

H_0 « Les pourcentages de sujets ayant pris de l'aspirine ne sont pas différents entre les deux groupes »

2- On calcule les effectifs théoriques T_{ij}par :

$$T_{ij} = \frac{n_i.m_j}{N}$$

où $N = 100$

Tableau des effectifs théoriques T_{ij} :

	Groupe		
	traité	**témoin**	**TOTAL**
Nombre de résultats positifs	29,5	29,5	59
Nombre de résultats négatifs	20,5	20,5	41
TOTAL	50	50	100

La condition d'utilisation du test est remplie car $T_{ij} > 5 \;\; \forall i,j$.

On calcule la statistique χ_c^2 :

$$\chi_c^2 = \sum_{i=1}^{2}\sum_{j=1}^{2}\frac{\left(O_{ij}-T_{ij}\right)^2}{T_{ij}} = 39{,}72$$

3- Conclusion :

Au risque $\alpha = 5\%$ avec $\nu = (2-1).(2-1) = 1$ la table de χ^2 nous donne $\chi_\alpha^2 = 3{,}842$.

$\chi_c^2 > \chi_\alpha^2$ alors on rejette H_0 : la différence est significative.

2.

a. Il s'agit d'effectuer la comparaison du pourcentage de résultats positifs à la 1ère date au celui à la 2ème date pour des observations appariées. Tout d'abord on dresse le tableau suivant :

1ère date	2ème date	Effectif
+	+	10
-	+	5
+	-	4
-	-	31
TOTAL		50

On ne tient pas compte les paires de réponses concordantes. c'est à dire 31 réponses (-,-) et 10 réponses (+,+). On considère alors les paires de réponses antagonistes :

5 réponses (-,+) et 4 réponses (+,-)

Il y a donc 9 réponses antagonistes. On désigne par a le nombre de réponses (-,+) et par b celui de réponses (+,-).

$$a = 5 \text{ et } b = 4$$

La proportion de résultats positifs à la 1ère date est $f_1 = \frac{4}{9}$ et celle à la 2ème date est $f_2 = \frac{5}{9}$. L'usage du test de l'écart-réduit n'est pas permis car $\frac{a+b}{2} = 4{,}5 < 5$. Comparer entre ces deux proportions revient au même de comparer la proportion de résultats positifs à la 1ère date (ou à la 2ème date) à la proportion théorique $p = 0{,}5$. Pour cela, on pourra utiliser le test de χ^2.

Test de χ^2

1- On pose l'hypothèse nulle :

H_0 « Il n'y a pas de différence entre le pourcentage observé et celui théorique »

2- On calcule T_i par :

$$T_1 = n.p$$

et

$$T_2 = n.(1-p)$$

Couple de réponses	−,+	+,−	**TOTAL**
Effectif observé O_i	5	4	9
Effectif théorique T_i	4,5	4,5	9

La condition d'utilisation du test n'est pas remplie car tous les effectifs théoriques T_i sont inférieurs à 5. On utilise donc le test de χ^2 corrigé de YATES.

On calcule la statistique χ_c^2 corrigé de YATES :

$$\chi_c^2 = \sum_{i=1}^{2} \frac{(|O_i - T_i| - 0{,}5)^2}{T_i} = 0$$

3- Conclusion :

On ne rejette pas H_0: la différence n'est pas significative. On conclut que les pourcentages de résultats positifs ne diffèrent pas entre les deux dates.

b. Il s'agit d'effectuer la comparaison entre le pourcentage de résultats positifs à la 2ème date parmi les sujets ayant donné un résultat positif à la 1ère date $\left(f_1 = f(D_2^+/D_1^+) = \frac{10}{14}\right)$ et le pourcentage de résultats positifs à la 2ème date parmi les sujets ayant donné un résultat négatif à la 1ère date $\left(f_2 = f(D_2^+/D_1^-) = \frac{5}{36}\right)$.

L'usage du test de l'écart-réduit n'est pas permis ($n_1.p = 14.0{,}3 = 4{,}2 <$ 5 avec $p = \frac{k_1+k_2}{n_1+n_2} = \frac{10+5}{14+36} = 0{,}3$). On pourra utiliser le test de χ^2.

Test de χ^2

1- On pose l'hypothèse nulle :

H_0 « Il n'y a pas de relation entre les résultats des deux dates »

2- Tableau des effectifs observés O_{ij} :

		Résultat à la 2ème date		
		Positif	**Négatif**	**TOTAL**
Résultat à la 1ère date	**Positif**	10	4	14
	Négatif	5	31	36
	TOTAL	15	35	50

On calcule les effectifs théoriques T_{ij} par :

$$T_{ij} = \frac{n_i.m_j}{N}$$

où $N = 50$

Tableau des effectifs théoriques T_{ij} :

		Résultat à la 2ème date		
		Positif	Négatif	TOTAL
Résultat à la 1ère date	Positif	4,2	9,8	14
	Négatif	10,8	25,2	36
	TOTAL	15	35	50

L'usage du test de χ^2 n'est pas permis car T_{11} est inférieur à 5. On utilise donc le test de χ^2 corrigé de YATES.

On calcule la statistique χ^2_c corrigé de YATES :

$$\chi^2_c = \sum_{i=1}^{2}\sum_{j=1}^{2} \frac{\left(|O_{ij} - T_{ij}| - 0{,}5\right)^2}{T_{ij}} = 13{,}27$$

3- Conclusion :

Au risque $\alpha = 5\%$ avec $\nu = (2-1).(2-1) = 1$ la table de χ^2 nous donne $\chi^2_\alpha = 3{,}842$.

$\chi^2_c > \chi^2_\alpha$ alors on rejette H_0 : la différence est significative. Il existe une relation entre les résultats des deux dates (elle est positive). Les sujets qui font un résultat positif à la 1ère date ont davantage de chances de faire un résultat positif à la 2ème date.

Exercice 41

1. On utilise le test χ^2.

Test de χ^2

1- On pose l'hypothèse nulle :

H_0 « Les deux traitements ont la même efficacité »

2- On calcule les effectifs théoriques T_{ij} par :

$$T_{ij} = \frac{n_i.m_j}{N}$$

où $N = 20$

Tableau des effectifs théoriques T_{ij} :

		Traitement		
		A	**B**	**TOTAL**
Amélioration	**Faible**	6	6	12
	Moyenne	3	3	6
	Forte	1	1	2
	TOTAL	10	10	20

La condition d'utilisation du test n'est pas remplie car T_{21}, T_{31}, T_{22}et T_{32} sont inférieurs à 5. Il faut donc regrouper les deux dernières lignes.

		Traitement		
		A	**B**	**TOTAL**
Amélioration	**Faible**	6	6	12
	Moyenne ou forte	4	4	8
	TOTAL	10	10	20

L'usage du test de χ^2 n'est pas permis car T_{21} et T_{22}sont inférieurs à 5. On utilise donc le test de χ^2 corrigé de YATES :

Tableau des effectifs observés O_{ij} :

		Traitement		
		A	**B**	**TOTAL**
Amélioration	**Faible**	3	9	12
	Moyenne ou forte	7	1	8
	TOTAL	10	10	20

On calcule la statistique χ_c^2 corrigé de YATES :

$$\chi_c^2 = \sum_{i=1}^{2}\sum_{j=1}^{2}\frac{\left(\left|O_{ij}-T_{ij}\right|-0{,}5\right)^2}{T_{ij}} = 5{,}20$$

3- Conclusion :

Au risque $\alpha = 5\%$ avec $\nu = (2-1).(2-1) = 1$ la table de χ^2 nous donne $\chi^2_\alpha = 3{,}842$.

$\chi^2_c > \chi^2_\alpha$ alors on rejette H_0 : la différence est significative. Les deux traitements n'ont pas la même efficacité. Le premier est plus efficace car la proportion de sujets ayant une faible amélioration par le traitement B est plus grande que celle par le traitement A $\left(f_B = \frac{9}{10} > f_A = \frac{3}{10}\right)$.

2. Il s'agit d'effectuer la comparaison entre les diminutions moyennes d'une lésion des deux groupes. On dresse d'abord le tableau suivant :

	Traitement	
	A	**B**
Diminution d'une lésion (mm)	1	1
	1	1
	1	1
	2	1
	2	1
	2	1
	2	1
	2	1
	3	1
	3	2
TOTAL	10	10

On calcule d'abord la moyenne et l'écart-type de chaque groupe.

Traitement A : $n_1 = 10$

$$m_1 = \frac{1}{n_1}\sum_{i=1}^{10} x_i = 1{,}9$$

$$\sigma_1 = \sqrt{\frac{1}{n_1}\sum_{i=1}^{10} x_i^2 - m_1^2} = 0{,}7$$

Traitement B : $n_2 = 10$

$$m_2 = \frac{1}{n_2}\sum_{i=1}^{10} y_i = 1{,}1$$

$$\sigma_2 = \sqrt{\frac{1}{n_2}\sum_{i=1}^{10} y_i^2 - m_2^2} = 0{,}3$$

On est en présence des petits échantillons (n_1 et $n_2 < 30$), on utilise éventuellement le test t de STUDENT car ce test exige la condition de normalité des diminutions d'une lésion dans les deux populations d'où proviennent les échantillons (cette condition est souvent vérifiée) et la condition d'égalité des variances des deux populations $\left(\sigma_{p_1}^2 = \sigma_{p_2}^2\right)$ (On la vérifie par le test F de FISHER-SNEDECOR).

Test F de FISHER-SNEDECOR

1- On pose l'hypothèse nulle :

H_0 « Les deux populations ont la même variance $\left(\sigma_{p_1}^2 = \sigma_{p_2}^2\right)$ »

2- On calcule :

Variance estimée de $\sigma_{p_1}^2$:

$$s_1^2 = \frac{n_1}{n_1 - 1}\sigma_1^2 = 0{,}54$$

Variance estimée de $\sigma_{p_2}^2$:

$$s_2^2 = \frac{n_2}{n_2 - 1}\sigma_2^2 = 0{,}1$$

Comme $s_1^2 > s_2^2$, on calcule la statistique F :

$$F = \frac{s_1^2}{s_2^2} = 5{,}4$$

3- Conclusion :

Au risque $\alpha = 5\%$ avec les nombres de d.d.l. $\nu_1 = n_1 - 1 = 9$ (colonne) et $\nu_2 = n_2 - 1 = 9$ (ligne), la table de FISHER-SNEDECOR nous donne $F_s = 3{,}179$.

$F > F_s$ alors on rejette H_0: la différence est significative. Les deux populations n'ont pas la même variance.

La 2ème condition n'est pas vérifiée. L'usage du test t de STUDENT n'est pas permis. On utilise donc le test de l'écart-réduit mais on comparera la valeur de ε avec la valeur donnée par la table de STUDENT-FISHER en fonction du risque $\alpha = 5\%$ et le nombre de d.d.l. ν est l'entier le plus proche de k donné par la relation :

$$k = \frac{\left(\frac{\sigma_1^2}{n_1 - 1} + \frac{\sigma_2^2}{n_2 - 1}\right)^2}{\frac{1}{n_1 - 1}\left(\frac{\sigma_1^2}{n_1 - 1}\right)^2 + \frac{1}{n_2 - 1}\left(\frac{\sigma_2^2}{n_2 - 1}\right)^2}$$

Test de l'écart-réduit

1- On pose l'hypothèse nulle :

H_0 « Les deux traitements ont la même efficacité »

2- On calcule la statistique ε :

$$\varepsilon = \frac{|m_1 - m_2|}{\sqrt{\frac{\sigma_1^2}{n_1 - 1} + \frac{\sigma_2^2}{n_2 - 1}}} = 3{,}15$$

3- Conclusion :

Au risque $\alpha = 5\%$ avec le nombre de d.d.l. ν l'entier le plus proche de k donné par la relation :

$$k = \frac{\left(\frac{\sigma_d^2}{n-1} + \frac{\sigma_{d'}^2}{n'-1}\right)^2}{\frac{1}{n-1}\left(\frac{\sigma_d^2}{n-1}\right)^2 + \frac{1}{n'-1}\left(\frac{\sigma_{d'}^2}{n'-1}\right)^2} = 12{,}20 \quad \Rightarrow \quad \nu = 12$$

La table de STUDENT nous donne $t_\alpha^* = 2{,}179$.

$\varepsilon > t_\alpha^*$ alors on rejette H_0 : la différence est significative. Les deux traitements n'ont pas la même efficacité. Le premier est plus efficace $(m_1 > m_2)$.

Exercice 42

1. On utilise le test de χ^2.

a. Accouchements prématurés :

Tableau des effectifs observés O_{ij} :

		Accouchement prématuré		
		Oui	**Non**	**TOTAL**
Groupe	**A**	4	96	100
	B	5	95	100
	TOTAL	9	191	200

Test de χ^2

1- On pose l'hypothèse nulle :

H_0 « Il n'y a pas de différence entre les proportions d'accouchements prématurés »

2- On calcule les effectifs théoriques T_{ij} par :

$$T_{ij} = \frac{n_{i}.m_j}{N}$$

où $N = 200$

Tableau des effectifs théoriques T_{ij} :

		Accouchement prématuré		
		Oui	Non	TOTAL
Groupe	A	4,5	95,5	100
	B	4,5	95,5	100
	TOTAL	9	191	200

L'usage du test de χ^2 n'est pas permis car T_{11} et T_{21}sont inférieurs à 5. On utilise donc le test de χ^2 corrigé de YATES.

On calcule la statistique χ_c^2 corrigé de YATES :

$$\chi_c^2 = \sum_{i=1}^{2}\sum_{j=1}^{2}\frac{\left(|O_{ij} - T_{ij}| - 0{,}5\right)^2}{T_{ij}} = 0$$

3- Conclusion :

On ne rejette pas H_0 : la différence n'est pas significative.

b. Hospitalisation :

Tableau des effectifs observés O_{ij} :

		Hospitalisation		
		Oui	Non	TOTAL
Groupe	A	28	72	100
	B	14	86	100
	TOTAL	42	158	200

Test de χ^2

1- On pose l'hypothèse nulle :

H_0 « Il n'y a pas de différence entre les proportions d'hospitalisation »

2- On calcule les effectifs théoriques T_{ij} par :

$$T_{ij} = \frac{n_i . m_j}{N}$$

où $N = 200$

Tableau des effectifs théoriques T_{ij} :

		Hospitalisation		
		Oui	**Non**	**TOTAL**
Groupe	**A**	21	79	100
	B	21	79	100
	TOTAL	42	158	200

La condition d'utilisation du test est remplie car $T_{ij} > 5 \quad \forall i,j$.

On calcule la statistique χ_c^2 :

$$\chi_c^2 = \sum_{i=1}^{2}\sum_{j=1}^{2}\frac{\left(O_{ij} - T_{ij}\right)^2}{T_{ij}} = 5{,}9$$

3- Conclusion :

Au risque $\alpha = 5\%$ avec $\nu = (2-1).(2-1) = 1$ la table de χ^2 nous donne $\chi_\alpha^2 = 3{,}842$.

$\chi_c^2 > \chi_\alpha^2$ alors on rejette H_0 : la différence est significative.

c. Césarienne :

Tableau des effectifs observés O_{ij} :

		Césarienne		
		Oui	**Non**	**TOTAL**
Groupe	**A**	12	88	100
	B	9	91	100
	TOTAL	21	179	200

Test de χ^2

1- On pose l'hypothèse nulle :

H_0 « Il n'y a pas de différence entre les proportions de césarienne »

2- On calcule les effectifs théoriques T_{ij} par :

$$T_{ij} = \frac{n_i.m_j}{N}$$

où $N = 200$

Tableau des effectifs théoriques T_{ij} :

		Césarienne		
		Oui	**Non**	**TOTAL**
Groupe	**A**	10,5	89,5	100
	B	10,5	89,5	100
	TOTAL	21	179	200

La condition d'utilisation du test est remplie car $T_{ij} > 5 \quad \forall i,j$.

On calcule la statistique χ_c^2 :

$$\chi_c^2 = \sum_{i=1}^{2}\sum_{j=1}^{2}\frac{\left(O_{ij} - T_{ij}\right)^2}{T_{ij}} = 0{,}47$$

3- Conclusion :

Au risque $\alpha = 5\%$ avec $\nu = (2-1).(2-1) = 1$ la table de χ^2 nous donne $\chi_\alpha^2 = 3{,}842$.

$\chi_c^2 < \chi_\alpha^2$ alors on ne rejette pas H_0 : la différence n'est pas significative.

d. Mort-nés :

Tableau des effectifs observés O_{ij} :

		Mort-nés		
		Oui	**Non**	**TOTAL**
Groupe	**A**	4	96	100
	B	3	97	100
	TOTAL	7	193	200

Test de χ^2

1- On pose l'hypothèse nulle :

H_0 « Il n'y a pas de différence entre les proportions de mort-nés »

2- On calcule les effectifs théoriques T_{ij} par :

$$T_{ij} = \frac{n_i . m_j}{N}$$

où $N = 200$

Tableau des effectifs théoriques T_{ij} :

		Mort-nés		
		Oui	**Non**	**TOTAL**
Groupe	**A**	3,5	96,5	100
	B	3,5	96,5	100
	TOTAL	7	193	200

L'usage du test de χ^2 n'est pas permis car T_{11} et T_{21} sont inférieurs à 5. On utilise donc le test de χ^2 corrigé de YATES.

On calcule la statistique χ_c^2 corrigé de YATES :

$$\chi_c^2 = \sum_{i=1}^{2}\sum_{j=1}^{2}\frac{\left(|O_{ij} - T_{ij}| - 0{,}5\right)^2}{T_{ij}} = 0$$

3- Conclusion :

On ne rejette pas H_0 : la différence n'est pas significative.

2. On remarque que la différence n'est significative que dans le cas d'hospitalisation. On peut donc attribuer cette différence au cerclage car les deux groupes de femmes ont été obtenus par le tirage au sort. Le cerclage provoque des effets néfastes d'où l'augmentation du risque d'hospitalisation.

Exercice 43

On utilise le test de χ^2.

Test de χ^2

1- On pose l'hypothèse nulle :

H_0 « Il y a indépendance entre le groupe sanguin et le sexe »

2- On calcule les effectifs théoriques T_{ij} par :

$$T_{ij} = \frac{n_i.m_j}{N}$$

où $N = 976$

Tableau des effectifs théoriques T_{ij} :

		Groupe sanguin				
		AB	A	O	B	TOTAL
Sexe	Hommes	20,49	216,19	201,84	61,48	500
	Femmes	19,51	205,81	192,16	58,52	476
TOTAL		40	422	394	120	976

La condition d'utilisation du test est remplie car $T_{ij} > 5 \quad \forall i,j$.

On calcule la statistique χ_c^2 :

$$\chi_c^2 = \sum_{i=1}^{2}\sum_{j=1}^{4}\frac{\left(O_{ij} - T_{ij}\right)^2}{T_{ij}} = 2{,}15$$

3- Conclusion :

Au risque $\alpha = 5\%$ avec $\nu = (2-1).(4-1) = 3$ la table de χ^2 nous donne $\chi_\alpha^2 = 7{,}815$.

$\chi_c^2 < \chi_\alpha^2$ alors on ne rejette pas H_0. Il n'existe pas une liaison entre le groupe sanguin et le sexe.

Exercice 44

On utilise le test de χ^2.

Test de χ^2

1- On pose l'hypothèse nulle :

H_0 « Il y a indépendance entre la localisation du cancer et le sexe »

2- On calcule les effectifs théoriques T_{ij} par :

$$T_{ij} = \frac{n_i.m_j}{N}$$

où $N = 298$

Tableau des effectifs théoriques T_{ij} :

		Localisation du cancer			
		Région de pylore	**Corps de l'estomac**	**Région de Cardia**	**TOTAL**
Sexe	**Hommes**	65,75	64,45	63,8	194
	Femmes	35,25	34,55	34,2	104
TOTAL		101	99	98	298

La condition d'utilisation du test est remplie car $T_{ij} > 5 \quad \forall i, j$.

On calcule la statistique χ_c^2 :

$$\chi_c^2 = \sum_{i=1}^{2}\sum_{j=1}^{3} \frac{(O_{ij} - T_{ij})^2}{T_{ij}} = 12{,}82$$

3- Conclusion :

Au risque $\alpha = 5\%$ avec $\nu = (2-1).(3-1) = 2$ la table de χ^2 nous donne $\chi_\alpha^2 = 5{,}992$.

$\chi_c^2 > \chi_\alpha^2$ alors on rejette H_0. Il existe une liaison entre la localisation du cancer et le sexe.

Exercice 45

On utilise le test de χ^2.

Test de χ^2

1- On pose l'hypothèse nulle :

H_0 « Il y a indépendance entre le fait de boire deux types de café et leurs effets »

2- On calcule les effectifs théoriques T_{ij} par :

$$T_{ij} = \frac{n_i . m_j}{N}$$

où $N = 125$

Tableau des effectifs théoriques T_{ij} :

		Personnes ayant bu du café		
		Normal	**Décaféiné**	**TOTAL**
Effet	**Aucun**	40	10	50
	Perte de sommeil	60	15	75
TOTAL		100	25	125

La condition d'utilisation du test est remplie car $T_{ij} > 5 \quad \forall i, j$.

On calcule la statistique χ_c^2 :

$$\chi_c^2 = \sum_{i=1}^{2} \sum_{j=1}^{2} \frac{\left(O_{ij} - T_{ij}\right)^2}{T_{ij}} = 0{,}83$$

3- Conclusion :

Au risque $\alpha = 5\%$ avec $\nu = (2-1).(2-1) = 1$ la table de χ^2 nous donne $\chi_\alpha^2 = 3{,}842$.

$\chi_c^2 < \chi_\alpha^2$ alors on ne rejette pas H_0. Il n'existe pas une liaison entre le fait de boire deux types de café et leurs effets.

Exercice 46

On utilise le test de χ^2.

Test de χ^2

1- On pose l'hypothèse nulle :

H_0 « Il y a indépendance entre le fait de porter des lunettes et la scolarité »

2- Tableau des effectifs observés O_{ij} :

		Niveau			
		1	2	3	**TOTAL**
Port de lunettes	**Oui**	15	70	28	113
	Non	35	130	72	237
	TOTAL	50	200	100	350

Niveau 1 : finissants du collège

Niveau 2 : finissants du secondaire

Niveau 3 : secondaires professionnels

On calcule les effectifs théoriques T_{ij} par :

$$T_{ij} = \frac{n_i . m_j}{N}$$

où $N = 350$

Tableau des effectifs théoriques T_{ij} :

		Niveau			
		1	2	3	TOTAL
Port de lunettes	**Oui**	16,14	64,57	32,29	113
	Non	33,8	135,43	67,71	237
	TOTAL	50	200	100	350

La condition d'utilisation du test est remplie car $T_{ij} > 5 \quad \forall i, j$.

On calcule la statistique χ_c^2 :

$$\chi_c^2 = \sum_{i=1}^{2} \sum_{j=1}^{3} \frac{\left(O_{ij} - T_{ij}\right)^2}{T_{ij}} = 1{,}63$$

3- Conclusion :

Au risque $\alpha = 5\%$ avec $\nu = (2-1).(3-1) = 2$ la table de χ^2 nous donne $\chi_\alpha^2 = 5{,}992$.

$\chi_c^2 < \chi_\alpha^2$ alors on ne rejette pas H_0. Il n'existe pas une liaison entre le port de lunettes et la scolarité.

Exercice 47

1. Tableau du nombre de cas de décès CV :

	L'aspirine A	**Le placebo de A**	**TOTAL**
La streptokinase S	343	448	791
Le placebo de S	461	568	1029
TOTAL	804	1016	1820

2.

a. Recherche de l'interaction entre l'aspirine et la streptokinase :

Il s'agit de comparer entre deux proportions de décès CV des deux groupes :

Groupe recevant $(A+S) \cup (Pl(A)+Pl(S))$:

$$f_1 = \frac{343+568}{4292+4300} = 0{,}106$$

Groupe recevant $(A+Pl(S)) \cup (Pl(A)+S)$:

$$f_2 = \frac{448+461}{4295+4300} = 0{,}105$$

On utilise le test de l'écart-réduit sachant que les conditions d'utilisations sont vérifiées ($n_1.p = 910{,}75 > 5$ et $n_2.p = 911{,}07 > 5$ avec $p = \frac{1820}{17187} = 0{,}106$).

Test de l'écart-réduit

1- On pose l'hypothèse nulle :
H_0 « Il n'y a pas d'interaction entre A et S »

2- On calcule la statistique ε :

$$\varepsilon = \frac{|f_1 - f_2|}{\sqrt{p.(1-p).\left(\frac{1}{n_1}+\frac{1}{n_2}\right)}} = 0{,}21$$

3- Conclusion :
Au risque $\alpha = 5\%$,
$\varepsilon < 1{,}96$ alors on ne rejette pas H_0: il n' y a pas d'interaction entre A et S.

L'association $A+S$ ne présente aucun intérêt. Cela signifie que l'effet de chacun des deux traitements est le même que l'autre est présent ou absent.

b. On peut donc étudier l'efficacité globale de chacun des deux traitements puisqu'il y a absence d'interaction.

c. Effet global de A :

Il s'agit de comparer entre deux proportions de décès CV des deux groupes :

Groupe recevant A sans tenir compte de S :

$$f_1 = \frac{804}{8587} = 0{,}094$$

Groupe recevant $\overline{A}$ sans tenir compte de S :

$$f_2 = \frac{1016}{8600} = 0{,}118$$

On utilise le test de l'écart-réduit sachant que les conditions d'utilisations sont vérifiées ($n_1.p = 910{,}22 > 5$ et $n_2.p = 911{,}6 > 5$ avec $p = \frac{1820}{17187} = 0{,}106$).

Test de l'écart-réduit

1- On pose l'hypothèse nulle :

H_0 « L'aspirine A n'est pas efficace »

2- On calcule la statistique ε :

$$\varepsilon = \frac{|f_1 - f_2|}{\sqrt{p.(1-p).\left(\frac{1}{n_1}+\frac{1}{n_2}\right)}} = 5{,}11$$

3- Conclusion :

Au risque $\alpha = 5\%$,

$\varepsilon > 1{,}96$ alors on rejette H_0 : La différence est significative. L'aspirine A diminue le risque de décès CV.

Effet global de S :

Il s'agit de comparer entre deux proportions de décès CV des deux groupes :

Groupe recevant S sans tenir compte de A :

$$f_1 = \frac{791}{8592} = 0{,}092$$

Groupe recevant $\overline{S}$ sans tenir compte de A :

$$f_2 = \frac{1029}{8595} = 0{,}120$$

On utilise le test de l'écart-réduit sachant que les conditions d'utilisations sont vérifiées ($n_1.p = 910{,}75 > 5$ et $n_2.p = 911{,}07 > 5$ avec $p = \frac{1820}{17187} = 0{,}106$).

Test de l'écart-réduit

1- On pose l'hypothèse nulle :

H_0 « La streptokinase S n'est pas efficace »

2- On calcule la statistique ε :

$$\varepsilon = \frac{|f_1 - f_2|}{\sqrt{p.(1-p).\left(\frac{1}{n_1}+\frac{1}{n_2}\right)}} = 5{,}75$$

3- Conclusion :

Au risque $\alpha = 5\%$,

$\varepsilon > 1{,}96$ alors on rejette H_0: La différence est significative. La streptokinase diminue le risque de décès CV.

Comparaison entre A et S:

Il s'agit de comparer entre deux proportions de décès CV des deux groupes :

Groupe recevant $A + \overline{S}$:

$$f_1 = \frac{461}{4295} = 0{,}107$$

Groupe recevant $\overline{A}+S$:

$$f_2 = \frac{448}{4300} = 0{,}104$$

On utilise le test de l'écart-réduit sachant que les conditions d'utilisations sont vérifiées ($n_1.p = 455{,}27 > 5$ et $n_2.p = 455{,}8 > 5$ avec $p = \frac{909}{8595} = 0{,}106$).

Test de l'écart-réduit

1- On pose l'hypothèse nulle :
   H_0 « L'aspirine A et la streptokinase S ont la même efficacité »
2- On calcule la statistique ε :

$$\varepsilon = \frac{|f_1 - f_2|}{\sqrt{p.(1-p).\left(\frac{1}{n_1}+\frac{1}{n_2}\right)}} = 0{,}45$$

3- Conclusion :
   Au risque $\alpha = 5\%$,
   $\varepsilon < 1{,}96$ alors on ne rejette pas H_0 : La différence n'est pas significative. L'aspirine A et la streptokinase S ont la même efficacité.

3.

a. Recherche d'une interaction :
Test de χ^2

1- On pose l'hypothèse nulle :
   H_0 « Il n'y a pas d'interaction entre A et S »
2- Tableau des effectifs observés O_{ij} :

		Décès CV		
		Oui	**Non**	**TOTAL**
Groupe recevant	$(A+S)\cup\big(Pl(A)+Pl(S)\big)$	911	7681	8592
	$\big(A+Pl(S)\big)\cup\big(Pl(A)+S\big)$	909	7686	8595
	TOTAL	1820	15367	17187

On calcule les effectifs théoriques T_{ij} par :

$$T_{ij} = \frac{n_i.m_j}{N}$$

où $N = 17187$

Tableau des effectifs théoriques T_{ij} :

		Décès CV		
		Oui	**Non**	**TOTAL**
Groupe recevant	$(A+S) \cup (Pl(A)+Pl(S))$	909,84	7682,16	8592
	$(A+Pl(S)) \cup (Pl(A)+S)$	910,16	7684,84	8595
	TOTAL	1820	15367	17187

La condition d'utilisation du test est remplie car $T_{ij} > 5 \ \forall i,j$.

On calcule la statistique χ_c^2 :

$$\chi_c^2 = \sum_{i=1}^{2}\sum_{j=1}^{2}\frac{\left(O_{ij}-T_{ij}\right)^2}{T_{ij}} = 0{,}003$$

3- Conclusion :

Au risque $\alpha = 5\%$ avec $\nu = (2-1).(2-1) = 1$ la table de χ^2 nous donne $\chi_\alpha^2 = 3{,}842$.

$\chi_c^2 < \chi_\alpha^2$ alors on ne rejette pas H_0. Il n'y a pas d'interaction entre A et S.

b. Effet global de A:

Test de χ^2

1- On pose l'hypothèse nulle :

H_0 « L'aspirine A n'est pas efficace »

2- Tableau des effectifs observés O_{ij} :

		Décès CV		
		Oui	**Non**	**TOTAL**
Groupe recevant	**A sans tenir compte de S**	804	7783	8587
	$\bar{A}$ sans tenir compte de S	1016	7584	8600
	TOTAL	1820	15367	17187

On calcule les effectifs théoriques T_{ij} par :

$$T_{ij} = \frac{n_i.m_j}{N}$$

où $N = 17817$

Tableau des effectifs théoriques T_{ij} :

		Décès CV		
		Oui	Non	TOTAL
Groupe recevant	A sans tenir compte de S	909,31	7677,69	8587
	$\bar{A}$ sans tenir compte de S	910,69	7689,31	8600
	TOTAL	1820	15367	17187

La condition d'utilisation du test est remplie car $T_{ij} > 5 \quad \forall i, j$.

On calcule la statistique χ_c^2 :

$$\chi_c^2 = \sum_{i=1}^{2}\sum_{j=1}^{2}\frac{\left(O_{ij} - T_{ij}\right)^2}{T_{ij}} = 27{,}26$$

3- Conclusion :

Au risque $\alpha = 5\%$ avec $\nu = (2-1).(2-1) = 1$ la table de χ^2 nous donne $\chi_\alpha^2 = 3{,}842$.

$\chi_c^2 > \chi_\alpha^2$ alors on rejette H_0. La différence est significative. L'aspirine A diminue le risque de décès CV.

c. Effet global de S :

Test de χ^2

1- On pose l'hypothèse nulle :

H_0 « La streptokinase n'est pas efficace »

2- Tableau des effectifs observés O_{ij} :

		Décès CV		
		Oui	Non	TOTAL
Groupe recevant	S sans tenir compte de A	791	7801	8592
	$\bar{S}$ sans tenir compte de A	1029	7566	8595
	TOTAL	1820	15367	17187

On calcule les effectifs théoriques T_{ij} par :

$$T_{ij} = \frac{n_i.m_j}{N}$$

où $N = 17817$

Tableau des effectifs théoriques T_{ij} :

		Décès CV		
		Oui	**Non**	**TOTAL**
Groupe recevant	**S sans tenir compte de A**	909,84	7677,16	8587
	$\bar{S}$ sans tenir compte de A	910,16	7689,84	8600
	TOTAL	1820	15367	17187

La condition d'utilisation du test est remplie car $T_{ij} > 5 \quad \forall i, j$.

On calcule la statistique χ_c^2 :

$$\chi_c^2 = \sum_{i=1}^{2}\sum_{j=1}^{2}\frac{\left(O_{ij} - T_{ij}\right)^2}{T_{ij}} = 35{,}03$$

3- Conclusion :

Au risque $\alpha = 5\%$ avec $\nu = (2-1).(2-1) = 1$ la table de χ^2 nous donne $\chi_\alpha^2 = 3{,}842$.

$\chi_c^2 > \chi_\alpha^2$ alors on rejette H_0. La différence est significative. La streptokinase S diminue le risque de décès CV.

Exercice 48

1. On utilise le test de χ^2

Test de χ^2

1- On pose l'hypothèse nulle :

H_0 « Il n'y a pas de différence entre les pourcentages de grands prématurés »

2- Tableau des effectifs observés O_{ij} :

		Grands prématurés		
		Oui	**Non**	**TOTAL**
Année	1979	60	1440	1500
	1980	65	1460	1525
	1981	62	1463	1525
	1982	53	1397	1450
	TOTAL	240	5760	6000

On calcule les effectifs théoriques T_{ij} par :

$$T_{ij} = \frac{n_i . m_j}{N}$$

où $N = 6000$

Tableau des effectifs théoriques T_{ij} :

		Grands prématurés		
		Oui	Non	TOTAL
Année	1979	60	1440	1500
	1980	61	1464	1525
	1981	61	1464	1525
	1982	58	1392	1450
	TOTAL	240	5760	6000

La condition d'utilisation du test est remplie car $T_{ij} > 5 \ \ \forall i, j$.

On calcule la statistique χ_c^2 :

$$\chi_c^2 = \sum_{i=1}^{4} \sum_{j=1}^{2} \frac{\left(O_{ij} - T_{ij}\right)^2}{T_{ij}} = 0{,}73$$

3- Conclusion :

Au risque $\alpha = 5\%$ avec $\nu = (4-1).(2-1) = 3$ la table de χ^2 nous donne $\chi_\alpha^2 = 7{,}815$.

$\chi_c^2 < \chi_\alpha^2$ alors on ne rejette pas H_0. La différence n'est pas significative. Le pourcentage de grands prématurés ne diffère pas d'une année sur l'autre.

2. On utilise le test F de FISHER-SNEDECOR en supposant que les conditions d'utilisation sont vérifiées (normalité des durées de séjour et égalité des variances).

Test F de FISHER-SNEDECOR

1- On pose l'hypothèse nulle :

H_0 « Les durées moyennes de séjour des quatre années ne diffèrent pas dans leur ensemble »

2- On calcule la statistique F :

$$F = \frac{S_A^2}{S_B^2} = 1{,}7$$

où

S_A^2 est la variance inter-colonnes :

$$S_A^2 = \frac{1}{k-1} \sum_{i=1}^{k} n_i . (m_i - m)^2 = 31{,}25$$

S_B^2 est la variance intra-colonne ou résiduelle :

$$S_B^2 = \frac{1}{n-k}\sum_{i=1}^{k} n_i.\sigma_i^2 = 18{,}43$$

avec

$$m = \frac{1}{n}\sum_{i=1}^{k} n_i.m_i = 40{,}53$$

$k = 4,\ n_1 = 60,\ n_2 = 65,\ n_3 = 62,\ n_4 = 53,\ n = \sum_{i=1}^{4} n_i = 240$

Tableau d'analyse de La variance à un facteur

Source de variation	**Somme des Carrés des Ecarts**	**Degré de liberté**	**Carrés moyens**
Entre groupes	$SCE(Inter) = 93{,}74$	3	$s_A^2 = 31{,}25$ Variance inter-colonnes
Résiduelle	$SCE(Intra) = 4349{,}9$	236	$s_B^2 = 18{,}43$ Variance résiduelle
Totale	$SCE(Tot) = 4443{,}64$	239	

3- Conclusion :

Au risque $\alpha = 5\%$ avec $\nu_A = k - 1 = 3$ (colonne) et $\nu_B = n - k = 236$ (ligne) la table de FISHER-SNEDECOR nous donne $2{,}606 < F_s < 2{,}680$.

$F < F_s$ alors on ne rejette pas H_0 : Les durées moyennes de séjour des quatre années ne diffèrent pas significativement dans leur ensemble.

3. Il s'agit de déterminer le coefficient de corrélation.

$$r = \frac{cov(x,y)}{\sigma_x.\sigma_y}$$

où x est l'année et y est la durée moyenne de séjour.

Calcul de la moyenne et de la variance :

$$\overline{x} = \frac{1}{4}\sum_{i=1}^{4} x_i = 1980{,}5$$

$$\sigma_x^2 = \frac{1}{4}\sum_{i=1}^{4} (x_i - \overline{x})^2 = 1{,}25$$

$$\overline{y} = \frac{1}{4}\sum_{i=1}^{4} y_i = 40{,}5$$

$$\sigma_y^2 = \frac{1}{4}\sum_{i=1}^{4}(y_i - \overline{y})^2 = 0{,}42$$

Calcul de la covariance :

$$cov(x,y) = \frac{1}{4}\sum_{i=1}^{4} x_i.y_i - \overline{x}.\overline{y} = 0{,}7$$

Calcul du coefficient de corrélation :

$$r = \frac{cov(x,y)}{\sigma_x.\sigma_y} = -0{,}96$$

r étant proche de -1, il existe une liaison entre la durée moyenne de séjour et l'année correspondante : la liaison est négative. Il y a donc, sur l'ensemble des quatre années, une tendance à la baisse de la durée de séjour.

Exercice 49

1.

a. On détermine d'abord la moyenne et la variance du dosage dans chaque laboratoire.

Laboratoire 1 :	$m_1 = 14{,}5$	$\sigma_1^2 = 2{,}25$
Laboratoire 2 :	$m_2 = 22{,}5$	$\sigma_2^2 = 2{,}25$
Laboratoire 3 :	$m_3 = 23$	$\sigma_3^2 = 1$
Laboratoire 4 :	$m_4 = 25{,}5$	$\sigma_4^2 = 0{,}25$
Laboratoire 5 :	$m_5 = 14{,}5$	$\sigma_5^2 = 0{,}25$

La variance intra-colonne est :

$$S_B^2 = \frac{1}{n-k}\sum_{i=1}^{k} n_i.\sigma_i^2 = 2{,}4$$

avec $k = 5,\ n_1 = 2,\ n_2 = 2,\ n_3 = 2,\ n_4 = 2,\ n_5 = 2,\ n = \sum_{i=1}^{5} n_i = 10$

b. Il s'agit de comparer les dosages moyens 5 laboratoires. Pour cela, on utilise le test F de FISHER-SNEDECOR en supposant que les conditions d'utilisation sont vérifiées (normalité des dosages et égalité des variances).

Test F de FISHER-SNEDECOR

1- On pose l'hypothèse nulle :

H_0 « Il n'y a pas de différence entre les dosages moyens des cinq laboratoires »

2- On calcule la statistique F :

$$F = \frac{S_A^2}{S_B^2} = 22{,}08$$

où

S_A^2 est la variance inter-colonnes :

$$S_A^2 = \frac{1}{k-1}\sum_{i=1}^{k} n_i.(m_i - m)^2 = 53$$

S_B^2 est la variance intra-colonne ou résiduelle :

$$S_B^2 = \frac{1}{n-k}\sum_{i=1}^{k} n_i.\sigma_i^2 = 2{,}4$$

avec

$$m = \frac{1}{n}\sum_{i=1}^{k} n_i.m_i = 20$$

$k = 5,\ n_1 = 2, n_2 = 2, n_3 = 2, n_4 = 2,\ n_5 = 2,\ n = \sum_{i=1}^{5} n_i = 10$

Tableau d'analyse de La variance à un facteur

Source de variation	**Somme des Carrés des Ecarts**	**Degré de liberté**	**Carrés moyens**
Entre groupes	$SCE(Inter) = 212$	4	$s_A^2 = 53$ Variance inter-colonnes
Résiduelle	$SCE(Intra) = 12$	5	$s_B^2 = 2{,}4$ Variance résiduelle
Totale	$SCE(Tot) = 224$	9	

3- Conclusion :

Au risque $\alpha = 5\%$ avec $\nu_A = k - 1 = 4$ (colonne) et $\nu_B = n - k = 5$ (ligne) la table de FISHER-SNEDECOR nous donne $F_s = 5{,}192$.

$F > F_s$ alors on rejette H_0 et on conclut que les dosages moyens trouvés par les cinq laboratoires diffèrent significativement dans leur ensemble.

2. On utilise le test F de FISHER-SNEDECOR pour comparer la variance intra-colonne d'une autre technique à celle de la première technique.

Test F de FISHER-SNEDECOR

1- On pose l'hypothèse nulle :

H_0 « Il n'y a pas de différence entre les deux variances »

2- On a :

La variance intra-colonne de la première technique.

$$S_B^2 = 2{,}4$$

La variance intra-colonne d'une autre technique.

$$S'^2_B = 14{,}4$$

Comme $S'^2_B > S^2_B$, on calcule la statistique F :

$$F = \frac{S'^2_B}{S^2_B} = 6$$

3- Conclusion :

Au risque $\alpha = 5\%$ avec les nombres de d.d.l. $\nu_B' = 5$ (colonne) et $\nu_B = 5$ (ligne), la table de FISHER-SNEDECOR nous donne $F_s = 5{,}05$.

$F > F_s$ alors on rejette H_0 : la différence est significative. Cette variance diffère significativement de celle de la première technique.

3. Il s'agit de rechercher éventuellement l'existence de deux facteurs : « Laboratoire » et « Ordre ». La comparaison entre laboratoires et celle ordres se fait par l'analyse de la variance à deux facteurs en supposant qu'il y a absence d'interaction entre ces deux facteurs ainsi que la distribution normale est de même variance du dosage.

On désigne par x_{ij} le dosage d'ordre i et de laboratoire j avec $i = 1{,}2$ et $j = 1{,}2{,}3{,}5$.

On désigne par k le nombre de laboratoires ($k = 5$) et par k' le nombre d'ordres ($k' = 2$).

Les moyennes des 5 laboratoires :

$$m_j = \frac{1}{k'}\sum_{i=1}^{k'} x_{ij}$$

$m_1 = 14{,}5$ $m_2 = 22{,}5$ $m_3 = 23$ $m_4 = 25{,}5$ $m_5 = 14{,}5$

Les moyennes des 2 ordres :

$$\mu_i = \frac{1}{k}\sum_{j=1}^{k} x_{ij}$$

$\mu_1 = 19{,}2$ $\mu_2 = 20{,}8$

La moyenne des moyennes :

$$m = \frac{1}{N}\sum_{i=1}^{k'}\sum_{j=1}^{k} x_{ij} = \frac{1}{k}\sum_{j=1}^{k} m_j = \frac{1}{k'}\sum_{i=1}^{k'} \mu_i$$

$m = 20$

avec N est le nombre de dosages de l'échantillon. $N = k.k' = 10$

La variance des mesures :

$$\sigma^2 = \frac{1}{N}\sum_{i=1}^{k'}\sum_{j=1}^{k}\left(x_{ij} - m\right)^2$$

$N = 10$

$\sigma^2 = 22{,}4$

Variance inter-colonne pour le facteur laboratoire : Variance entre laboratoires.

$$S_A^2 = \frac{1}{k-1}\sum_{i=1}^{k} n_i.(m_i - m)^2$$

$k = 5$ et $n_i = 2$

$S_A^2 = 53$

Variance inter-colonne pour le facteur : Variance entre masques.

$$S'^2_A = \frac{1}{k'-1}\sum_{i=1}^{k'} n_j.(\mu_i - m)^2$$

$k' = 2$ et $n_j' = 5$

$S'^2_A = 6{,}4$

Variance intra-colonne pour les deux facteurs : variance résiduelle.

$$T_B^2 = \frac{N.\sigma^2 - (k-1).S_A^2 - (k'-1).S'^2_A}{N - k - k' + 1}$$

$T_B^2 = 1{,}4$

Test F de FISHER-SNEDECOR pour le facteur « laboratoire »

1- On pose l'hypothèse nulle :

H_0 « Il n'y a pas de différences entre les moyennes des 5 laboratoires »

2- On calcule la statistique F :

$$F = \frac{S_A^2}{T_B^2} = 37{,}85$$

3- Conclusion :

Au risque $\alpha = 5\%$ avec $\nu_A = k - 1 = 4$ (colonne) et $\nu_B = N - k - k' + 1 = 4$ (ligne) $F_s = 6{,}388$.

$F > F_s$ alors on rejette H_0 et on conclut qu'il existe le facteur laboratoire. Les dosages diffèrent significativement entre les 5 laboratoires.

Test F de FISHER-SNEDECOR pour le facteur « ordre »

1- On pose l'hypothèse nulle :

H_0 « Il n'y a pas de différences entre les moyennes des 2 ordres »

2- On calcule la statistique F :

$$F = \frac{S'^2_A}{T_B^2} = 4{,}57$$

3- Conclusion :

Au risque $\alpha = 5\%$ avec $\nu_A = k' - 1 = 1$ (colonne) et $\nu_B = N - k - k' + 1 = 4$ (ligne) $F_s = 7{,}709$

$F < F_s$ alors on ne rejette pas H_0 et on conclut qu'il n'existe pas le facteur ordre. Les dosages ne diffèrent pas significativement selon que la mesure effectuée en premier ou en second.

Tableau d'analyse de la variance à deux facteurs et une répétition

Source de variation	Somme des Carrés des Ecarts	Degré de liberté	Carrés moyens
Laboratoire **$F1$**	$SCE(F1) = 212$	4	$S_A^2 = \frac{SCE(F1)}{k-1} = 53$ Variance pour le facteur « laboratoire »
Ordre **$F2$**	$SCE(F2) = 6{,}4$	1	$S_A'^2 = \frac{SCE(F2)}{k'-1} = 6{,}4$ $S_A'^2 = 40{,}33$ Variance pour le facteur « ordre »
Résiduelle	$SCE(Rés) = 5{,}6$	4	$T_B^2 = \frac{SCE(Rés)}{N-k-k'+1} = 1{,}4$ Variance résiduelle
Totale	$SCE(Tot) = 224$	9	

Exercice 50

1.

a. On utilise le test de χ^2.

Test de χ^2

1- On pose l'hypothèse nulle :

H_0 « Les taux de décès par maladie CV ne diffèrent pas entre les deux groupes »

2- Tableau des effectifs observés O_{ij} :

		Décès CV		
		Oui	**Non**	**TOTAL**
Groupe	**Exposé**	7	293	300
	Non exposé	0	300	300
	TOTAL	7	593	600

On calcule les effectifs théoriques T_{ij} par :

$$T_{ij} = \frac{n_i.m_j}{N}$$

où $N = 600$

Tableau des effectifs théoriques T_{ij} :

		Décès CV		
		Oui	**Non**	**TOTAL**
Groupe	**Exposé**	3,5	296,5	300
	Non exposé	3,5	296,5	300
	TOTAL	7	593	600

L'usage du test de χ^2 n'est pas permis car T_{11} et T_{21} sont inférieurs à 5. On utilise donc le test de χ^2 corrigé de YATES.

On calcule la statistique χ_c^2 corrigé de YATES :

$$\chi_c^2 = \sum_{i=1}^{2}\sum_{j=1}^{2} \frac{\left(|O_{ij} - T_{ij}| - 0,5\right)^2}{T_{ij}} = 5,20$$

3- Conclusion :

Au risque $\alpha = 5\%$ avec $\nu = (2-1).(2-1) = 1$ la table de χ^2 nous donne $\chi_\alpha^2 = 3,842$.

$\chi_c^2 > \chi_\alpha^2$ alors on rejette H_0. La différence est significative. Les taux de décès CV diffèrent entre les deux groupes.

b. L'exposition au sulfure de carbone augmente le risque de décès CV.

2. Il s'agit d'effectuer la comparaison de deux moyennes pour des observations indépendantes.

Groupe exposé : $n_1 = 300 \quad m_1 = 15 \quad \sigma_1^2 = 1,5$

Groupe non exposé : $n_2 = 300 \quad m_2 = 13,5 \quad \sigma_2^2 = 0,9$

On est en présence des grands échantillons (n_1 et $n_2 > 30$), on utilise donc le test de l'écart-réduit.

Test de l'écart-réduit

1- On pose l'hypothèse nulle :

H_0 « Il n'y a pas de différence entre les tensions artérielles moyennes des deux groupes »

2- On calcule la statistique ε :

$$\varepsilon = \frac{|m_1 - m_2|}{\sqrt{\frac{\sigma_1^2}{n_1 - 1} + \frac{\sigma_2^2}{n_2 - 1}}} = 16{,}74$$

3- Conclusion :

Au risque $\alpha = 5\%$,

$\varepsilon > 1{,}96$ alors on rejette H_0 : la différence est significative. La tension artérielle moyenne diffère entre les deux groupes.

3. On utilise le test F de FISHER-SNEDECOR en supposant que les conditions d'utilisation sont vérifiées (normalité des tensions artérielles et égalité des variances).

Test F de FISHER-SNEDECOR

1- On pose l'hypothèse nulle :

H_0 « Les tensions artérielles moyennes ne diffèrent pas selon l'atelier »

2- On calcule la statistique F :

$$F = \frac{S_A^2}{S_B^2} = 13{,}8$$

où S_A^2 est la variance inter-colonnes :

$$S_A^2 = \frac{1}{k-1}\sum_{i=1}^{k} n_i.(m_i - m)^2 = 16{,}97$$

S_B^2 est la variance intra-colonne ou résiduelle :

$$S_B^2 = \frac{1}{n-k}\sum_{i=1}^{k} n_i.\sigma_i^2 = 1{,}23$$

avec

$$m = \frac{1}{n}\sum_{i=1}^{k} n_i.m_i = 15$$

$k = 4$, $n_1 = 70$, $n_2 = 80$, $n_3 = 60$, $n_4 = 90$, $n = \sum_{i=1}^{4} n_i = 300$

Tableau d'analyse de La variance à un facteur

Source de variation	**Somme des Carrés des Ecarts**	**Degré de liberté**	**Carrés moyens**
Entre groupes	$SCE(Inter) = 50{,}9$	3	$S_A^2 = 16{,}97$ Variance inter-colonnes
Résiduelle	$SCE(Intra) = 365$	296	$S_B^2 = 1{,}23$ Variance résiduelle
Totale	$SCE(Tot) = 415{,}9$	297	

3- Conclusion :

Au risque $\alpha = 5\%$ avec $\nu_A = k - 1 = 3$ (colonne) et $\nu_B = n - k = 296$ (ligne) la table de FISHER-SNEDECOR nous donne $2{,}606 < F_s < 2{,}680$.

$F > F_s$ alors on rejette H_0 : Les tensions artérielles moyennes diffèrent significativement selon l'atelier.

Du fait que les tensions artérielles moyennes diffèrent significativement dans l'ensemble, il est légitime de les comparer deux à deux.

Tout d'abord, on range les ateliers par ordre croissant des moyennes.

Atelier	**C**	**B**	**D**	**A**
Moyenne	14,4	14,8	15,1	15,6

On veut comparer m_3 avec m_2 , m_2 avec m_4 et m_4 avec m_1 . On construit trois contrastes pour chaque comparaison.

C vs. B

$C_1 = m_3 - m_2 = -0{,}4\ (c_1 = c_4 = 0\,, c_2 = -1\,, c_3 = 1\,)$

B vs. D

$C_2 = m_2 - m_4 = -0{,}3\ (c_1 = c_3 = 0, c_2 = 1\,, c_4 = -1\,)$

D vs. A

$C_3 = m_4 - m_1 = -0{,}5\ (c_2 = c_3 = 0, c_1 = -1\,, c_4 = 1\,)$

Test de SCHEFFE

C vs. B

On calcule la valeur critique pour le risque $\alpha = 5\%$.

$$C_C = \sqrt{(4-1).F_s.S_B^2.\sum_{i=1}^{4}\frac{c_i^2}{n_i}} = \sqrt{3.2{,}64.1{,}23.\left(\frac{1^2}{60}+\frac{(-1)^2}{80}\right)} = 0{,}53$$

$|C_1| < 0{,}53$ alors le contraste C_1 n'est pas significativement différent de 0. On conclut que les moyennes m_2 et m_3 ne sont pas significativement différentes.

B vs. D

On calcule la valeur critique pour le risque $\alpha = 5\%$.

$$C_C = \sqrt{(4-1).F_s.S_B^2.\sum_{i=1}^{4}\frac{c_i^2}{n_i}} = \sqrt{3.2{,}64.1{,}23.\left(\frac{1^2}{80}+\frac{(-1)^2}{90}\right)} = 0{,}47$$

$|C_2| < 0{,}47$ alors le contraste C_2 n'est pas significativement différent de 0. On conclut que les moyennes m_2 et m_4 ne sont pas significativement différentes.

D vs. A

On calcule la valeur critique pour le risque $\alpha = 5\%$.

$$C_C = \sqrt{(4-1).F_S.S_B^2.\sum_{i=1}^{4}\frac{c_i^2}{n_i}} = \sqrt{3.2{,}64.1{,}23.\left(\frac{1^2}{90}+\frac{(-1)^2}{70}\right)} = 0{,}49$$

$|C_2| > 0{,}49$ alors le contraste C_2 est significativement différent de 0. On conclut que les moyennes m_1 et m_4 sont significativement différentes.

On conclut que les exposés travaillant dans les ateliers B, C et D ont la même tension artérielle et ceux travaillant dans l'atelier A ont une tension artérielle plus élevée que ceux travaillant dans les ateliers B, C et D.

4. Il s'agit de rechercher éventuellement l'existence de deux facteurs : « Sexe » et « Caractéristique génétique ». La comparaison entre sexes et celle caractéristiques génétiques se fait par l'analyse de la variance à deux facteurs.

On désigne par x_{ij} la tension artérielle du sexe i et la caractéristique génétique j avec $i = 1{,}2$ et $j = 1{,}2{,}3$.

On désigne par k le nombre de caractéristiques génétiques ($k = 3$) et par k' le nombre de sexes ($k' = 2$).

Les moyennes des 3 caractéristiques génétiques :

$$m_j = \frac{1}{k'}\sum_{i=1}^{k'} x_{ij}$$

$m_1 = 14{,}5$ $\quad m_2 = 15{,}25$ $\quad m_3 = 14{,}75$

Les moyennes des 2 sexes :

$$\mu_i = \frac{1}{k}\sum_{j=1}^{k} x_{ij}$$

$\mu_1 = 15$ $\quad \mu_2 = 14{,}66$

La moyenne des moyennes :

$$m = \frac{1}{k}\sum_{j=1}^{k} m_j = \frac{1}{k'}\sum_{i=1}^{k'} \mu_i$$

$m = 14{,}83$

La variance des mesures :

$$\sigma^2 = \frac{1}{N}\sum_{i=1}^{k'}\sum_{j=1}^{k}(x_{ij}-m)^2$$

N : Nombre de valeurs de l'échantillon $N = 6$

$\sigma^2 = 0{,}22$

Variance inter-colonne pour le facteur caractéristique génétique : variance entre caractéristique génétique

$$S_A^2 = \frac{1}{k-1}\sum_{i=1}^{k} n_{i.}(m_i - m)^2$$

$S_A^2 = 0{,}29$

Variance inter-colonne pour le facteur sexe : variance entre sexes

$$S'^2_A = \frac{1}{k'-1}\sum_{j=1}^{k'} n_{j.}(\mu_j - m)^2$$

$S'^2_A = 0{,}18$

Variance intra-colonne pour les deux facteurs : variance résiduelle

$$T_B^2 = \frac{N.\sigma^2 - (k-1).S_A^2 - (k'-1).S'^2_A}{N - k - k' + 1}$$

$T_B^2 = 0{,}28$

N: Nombre de valeurs de l'échantillon $N = 6$

Test F de FISHER-SNEDECOR pour le facteur « caractéristique génétique »

1- On pose l'hypothèse nulle :

H_0 « Il n'y a pas de différences entre les moyennes des 3 caractéristiques génétiques »

2- On calcule la statistique F :

$$F = \frac{S_A^2}{T_B^2} = 1{,}03$$

3- Conclusion :

Au risque $\alpha = 5\%$ avec $\nu_A = k - 1 = 2$ (colonne) et $\nu_B = N - k - k' + 1 = 2$ (ligne) $F_s = 19$.

$F < F_s$ alors on ne rejette pas H_0 et on conclut qu'il n'existe pas le facteur caractéristique génétique. Les tensions artérielles ne diffèrent pas significativement selon les 3 caractéristiques génétiques.

Test F de FISHER-SNEDECOR pour le facteur « sexe »

1- On pose l'hypothèse nulle :

H_0 « Il n'y a pas de différences entre les moyennes des 2 sexes »

2- On calcule la statistique F :

$$F = \frac{S'^2_A}{T_B^2} = 0{,}64$$

3- Conclusion :

Au risque $\alpha = 5\%$ avec $\nu_A = k' - 1 = 1$ (colonne) et $\nu_B = N - k - k' + 1 = 2$ (ligne) $F_s = 18{,}513$

$F < F_s$ alors on ne rejette pas H_0 et on conclut qu'il n'existe pas le facteur sexe. Les tensions artérielles ne diffèrent pas significativement selon les deux sexes.

Tableau d'analyse de la variance à deux facteurs et une répétition

Source de variation	Somme des Carrés des Ecarts	Degré de liberté	Carrés moyens
Caractéristique génétique $F1$	$SCE(F1) = 0{,}58$	2	$S_A^2 = 0{,}29$ Variance pour le facteur « Caractéristique génétique »
Sexe $F2$	$SCE(F2) = 0{,}18$	1	$S_A'^2 = 0{,}18$ Variance pour le facteur « sexe »
Résiduelle	$SSCE(Rés) = 0{,}56$	2	$T_B^2 = 0{,}28$ Variance résiduelle
Totale	$SCE(Tot) = 1{,}32$	5	

La réponse à cette question nécessite l'hypothèse d'absence d'interactions entre ces deux facteurs ainsi que la distribution normale est de même variance de la tension dont la vérification est impossible car il n'y a qu'une seule observation par case.

Exercice 51

On effectue d'abord l'analyse sans tenir compte des répétitions, en prenant comme variable dans chaque case le total $X = \sum x$ puis on divise les numérateurs des variances par le nombre de répétitions ($r = 20$). On obtient un plan d'ordre deux à une répétition dont les données figurent au tableau suivant :

	Traitement A_1	**Traitement A_2**	**Traitement A_3**
Hôpital 1	$X_{11} = 420$	$X_{12} = 110$	$X_{13} = 200$
Hôpital 2	$X_{21} = 450$	$X_{22} = 120$	$X_{23} = 190$

X_{ij} étant la somme des durées de rémission de l'hôpital i et le traitement A_j avec $i = 1{,}2$ et $j = 1{,}2{,}3$.

On désigne par k le nombre de traitements ($k = 3$) et par k' le nombre d'hôpitaux ($k' = 2$).

Les moyennes des 3 traitements :

$$m_j = \frac{1}{k'}\sum_{i=1}^{k'} X_{ij}$$

$m_1 = 435$, $m_2 = 115$, $m_3 = 195$

Les moyennes des 2 hôpitaux :

$$\mu_i = \frac{1}{k}\sum_{j=1}^{k} X_{ij}$$

$\mu_1 = 243{,}33$, $\mu_2 = 253{,}33$

La moyenne des moyennes :

$$m = \frac{1}{N_X}\sum_{i=1}^{k'}\sum_{j=1}^{k} X_{ij} = \frac{1}{k}\sum_{j=1}^{k} m_j = \frac{1}{k'}\sum_{i=1}^{k'} \mu_i$$

N_X est le nombre de toutes les mesures X_{ij}. $N_X = k.k' = 6$

$m = 248{,}33$

La variance des mesures :

$$\sigma_X^2 = \frac{1}{N_X}\sum_{i=1}^{k'}\sum_{j=1}^{k} (X_{ij} - m)^2$$

$$N_X = k.k' = 6$$

$\sigma_X^2 = 18580{,}56$

Variance inter-colonne pour le facteur « traitement » ou variance entre traitements :

$$V_A = \frac{S_A^2}{r}$$

avec

$$S_A^2 = \frac{1}{k-1}\sum_{j=1}^{k} n_j.(m_j - m)^2$$

r est le nombre de répétitions de valeurs dans chaque case du tableau initial. $r = 20$

n_j est le nombre de valeurs X_{ij} pour le traitement A_j. $n_j = 2$ pour $j = 1,2,3$

$$S_A^2 = \frac{2.55466{,}67}{2} = 55466{,}67$$

D'où

$$V_A = \frac{55466{,}67}{20} = 2773{,}33$$

Variance inter-colonne pour le facteur « hôpital » ou variance entre hôpitaux :

$$V'_A = \frac{S'^2_A}{r}$$

avec

$$S'^2_A = \frac{1}{k'-1}\sum_{i=1}^{k'} n_{i\cdot}(\mu_i - m)^2$$

r est le nombre de répétitions de valeurs dans chaque case. $r = 20$

n_i est le nombre de valeurs X_{ij} pour l'hôpital i. $n_i = 3$ pour $i = 1,2$

$$S'^2_A = \frac{3.50}{1} = 150$$

D'où

$$V'_A = \frac{150}{20} = 7,5$$

Pour rechercher éventuellement l'absence d'interaction entre les deux facteurs, on compare la variance résiduelle de la variable $X = \sum x$, appelée interaction, à la variance résiduelle de la variable x.

Interaction ou variance résiduelle de la variable X :

$$I = \frac{\dfrac{N_X.\sigma_X^2 - (k-1).S_A^2 - (k'-1).S'^2_A}{r}}{N_X - k - k' + 1}$$

$$I = \frac{\dfrac{6.18580,56 - 2.55466,67 - 1.150}{20}}{6 - 3 - 2 + 1} = 10$$

Variance intra-colonne pour les deux facteurs ou variance résiduelle de la variable x :

$$T_B^2 = \frac{N_x.\sigma_x^2 - (k-1).V_A - (k'-1).V'_A - (N_X - k - k' + 1).I}{N_x - N_X}$$

N_x est de mesures du tableau de la variable x. $N_x = k.k'.r = 2.3.20 = 120$

σ_x^2 est la variance des valeurs de la variable x :

$$\sigma_x^2 = \frac{1}{N_x}\sum x^2 - \left(\frac{1}{N_x}\sum x\right)^2$$

$$\sigma_x^2 = \frac{85550}{120} - \left(\frac{1490}{120}\right)^2 = 558,74$$

D'où

$$T_B^2 = \frac{120.558,74 - 2.2773,33 - 1.7,5 - 2.10}{120 - 6} = 539,25$$

Test F de FISHER-SNEDECOR pour le facteur « traitement »

1- On pose l'hypothèse nulle :

H_0« Les trois traitements donnent la même durée de rémission »

2- On calcule la statistique F :

$$F = \frac{V_A}{T_B^2}$$

$$F = \frac{2773{,}33}{539{,}25} = 5{,}14$$

3- Conclusion :

Au risque $\alpha = 5\%$ avec $\nu_A = k - 1 = 2$ (colonne) et $\nu_B = N_x - N_X = 114$ (ligne) $F_s = 3{,}08$.

$F > F_s$ alors on rejette H_0 et on conclut qu'il existe le facteur « traitement ». Les trois traitements ne donnent pas la même durée de rémission en prenant en compte l'hôpital.

Test F de FISHER-SNEDECOR pour le facteur « hôpital »

1- On pose l'hypothèse nulle :

H_0 « Les malades appartenant aux hôpitaux 1 et 2 ont les mêmes durées de rémission »

2- On calcule la statistique F :

$$F = \frac{V'_A}{T_B^2}$$

$$F = \frac{7{,}5}{539{,}25} = 0{,}014$$

3- Conclusion :

$F = 0{,}014 < 1$ alors on ne rejette pas H_0 et on conclut qu'il n'existe pas le facteur « hôpital ». Les malades des hôpitaux 1 et 2 ont les mêmes durées de rémission en prenant compte du traitement.

La réponse à cette question nécessite l'hypothèse d'absence d'interactions entre ces deux facteurs ainsi que la distribution normale est de même variance de la durée de rémission. La vérification de l'absence d'interaction est possible puisqu'il y a plusieurs observations par case.

Test F de FISHER-SNEDECOR pour l'interaction entre les deux facteurs « traitement » et « hôpital »

1- On pose l'hypothèse nulle :

H_0 « Il n'y a pas d'interaction entre le traitement et l'hôpital »

2- On calcule la statistique F :

$$F = \frac{I}{T_B^2}$$

$$F = \frac{10}{539{,}25} = 0{,}018$$

3- Conclusion :

$F = 0{,}018 < 1$ alors on ne rejette pas H_0 et on conclut qu'il n'y a pas d'interaction entre le traitement et l'hôpital. La différence des traitements est la même pour les malades des deux hôpitaux.

Tableau d'analyse de la variance à deux facteurs et plusieurs répétitions

Source de variation	Somme des Carrés des Ecarts	Degré de liberté	Carrés moyens
Traitement $F1$	$SCE(F1) = \frac{110933{,}34}{20} = 5546{,}67$	2	$V_A = 2773{,}33$ Variance pour le facteur 1
Hôpital $F2$	$SCE(F2) = \frac{150}{20} = 7{,}5$	1	$V_A' = 7{,}5$ Variance pour le facteur 2
Interaction Int	$SCE(Int) = \frac{400{,}02}{20} = 20$	2	$I = 10$ Variance résiduelle
Résiduelle $Rés$	$SCE(Rés) = 61474{,}64$	114	$T_B^2 = 539{,}25$ Variance résiduelle
Totale	$SCE(Tot) = 67048{,}81$	119	

Exercice 52

1. Représentation graphique : Nuage de points.

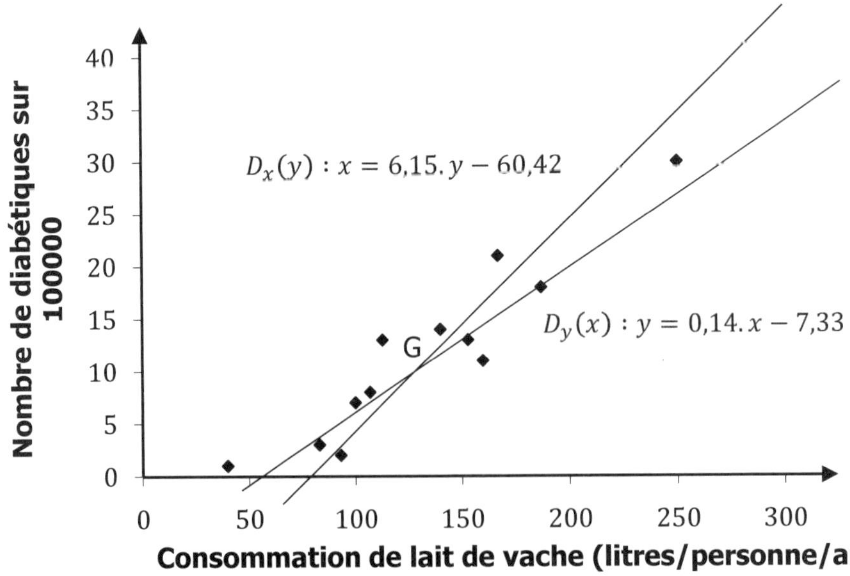

2. Désignons x par la consommation de lait de vache et y par le nombre de diabétiques sur 100000.

Droite de régression de y par rapport à x :

$$D_y(x) : y = \frac{cov(x,y)}{\sigma_x^2}(x - \overline{x}) + \overline{y}$$

Droite de régression de x par rapport à y :

$$D_x(y) : x = \frac{cov(x,y)}{\sigma_x^2}(y - \overline{y}) + \overline{x}$$

Calcul de la moyenne et de la variance :

$$\overline{x} = \frac{1}{12}\sum_{i=1}^{12} x_i = 132,75$$

$$\sigma_x^2 = \frac{1}{12}\sum_{i=1}^{12}(x_i - \overline{x})^2 = 2821,02$$

$$\overline{y} = \frac{1}{12}\sum_{i=1}^{12} y_i = 11,75$$

$$\sigma_y^2 = \frac{1}{12}\sum_{i=1}^{12}(y_i - \overline{y})^2 = 65,85$$

Calcul de la covariance :

$$cov(x,y) = \frac{1}{12}\sum_{i=1}^{12} x_i\,.\,y_i - \overline{x}.\overline{y} = 405,35$$

Droite de régression de y par rapport x :

$$D_y(x) : \ y = 0,14.x - 7,33$$

Droite de régression de x par rapport y :

$$D_x(y) : \ x = 6,15.y - 60,42$$

3. Coefficient de corrélation :

$$r = \frac{cov(x,y)}{\sigma_x.\sigma_y} = 0,94$$

r étant proche de 1, il existe une liaison entre la quantité de consommation de lait de vache et le nombre de personnes atteintes du diabète. La liaison est positive.

4. On a pour $x = 500$, $y = 62,67$. Pour 500 litres de lait, on estime 62 personnes diabétiques sur 100000 prédisposées.

5. On a pour $y = 100$, $x = 675,42$. Si on observe 100 diabétiques sur 100000 personnes prédisposées au diabète, on estime $675,42$ litres de lait.

Exercice 53

1. Représentation graphique : Nuage de points.

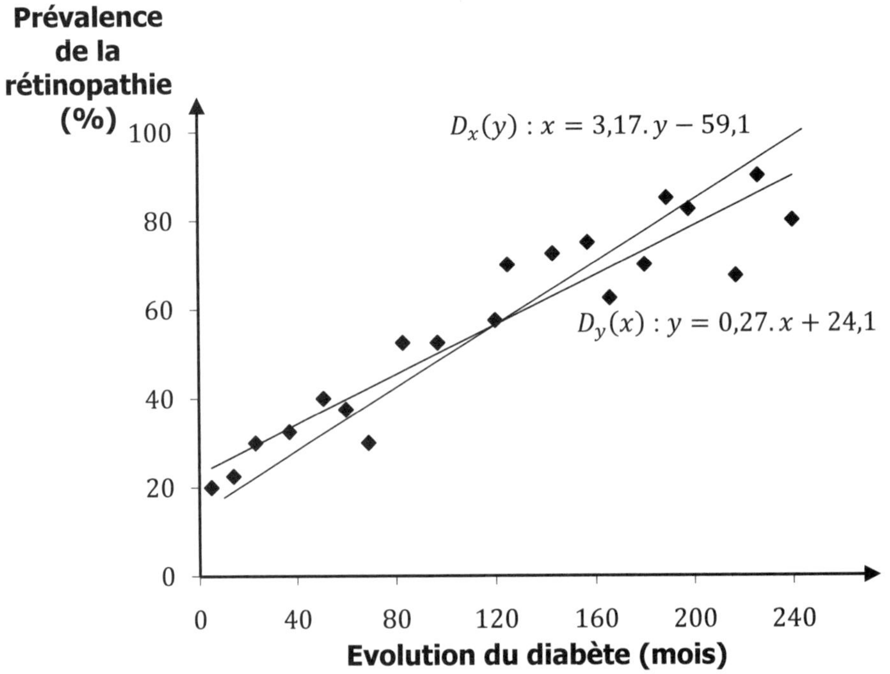

2. Désignons x par l'évolution du diabète et y par la prévalence de la rétinopathie.

Droite de régression de y par rapport à x :

$$D_y(x) : y = \frac{cov(x,y)}{\sigma_x^2}(x - \overline{x}) + \overline{y}$$

Droite de régression de x par rapport à y :

$$D_x(y) : x = \frac{cov(x,y)}{\sigma_y^2}(y - \overline{y}) + \overline{x}$$

Calcul de la moyenne et de la variance :

$$\overline{x} = \frac{1}{20}\sum_{i=1}^{20} x_i = 120$$

$$\sigma_x^2 = \frac{1}{20}\sum_{i=1}^{20} (x_i - \overline{x})^2 = 5357,4$$

$$\overline{y} = \frac{1}{20}\sum_{i=1}^{20} y_i = 56,5$$

$$\sigma_y^2 = \frac{1}{20}\sum_{i=1}^{20} (y_i - \overline{y})^2 = 470,87$$

Calcul de la covariance :

$$cov(x,y)=\frac{1}{20}\sum_{i=1}^{20}x_i.y_i-\overline{x}.\overline{y}=1493{,}62$$

Droite de régression de y par rapport x :

$$D_y(x)\ :\ y=0{,}27.x+24{,}1$$

Droite de régression de x par rapport y :

$$D_x(y)\ :\ x=3{,}17.y-59{,}1$$

3. Coefficient de corrélation :

$$r=\frac{cov(x,y)}{\sigma_x.\sigma_y}=0{,}94$$

r étant proche de 1, il existe une liaison entre l'évolution du diabète et la prévalence de la rétinopathie : la liaison est positive.

4. Plus le diabète est ancien et la qualité de contrôle glycémique médiocre, plus le risque de développer une rétinopathie est grand. Après 10 ans d'évolution du diabète, $57{,}5\%$ des patients présentent des lésions rétiniennes et après 20 ans ils sont 80%.

5. Pour $x=0$, $y=24{,}1\%$: lors de la découverte du diabète, $24{,}1\%$ présentent des lésions rétiniennes.

6. On déduit qu'il n'est pas rare de découvrir une rétinopathie lors de la découverte du diabète. Ce qui souligne le retard au diagnostic de la maladie.

7. Lors de l'apparition du diabète, le sujet ne présente aucune lésion rétinienne.

On a donc pour $y=0$, $x=-59{,}1$

On estime la durée du diabète antérieure à sa découverte à $59{,}1$ mois ; environ 5 ans.

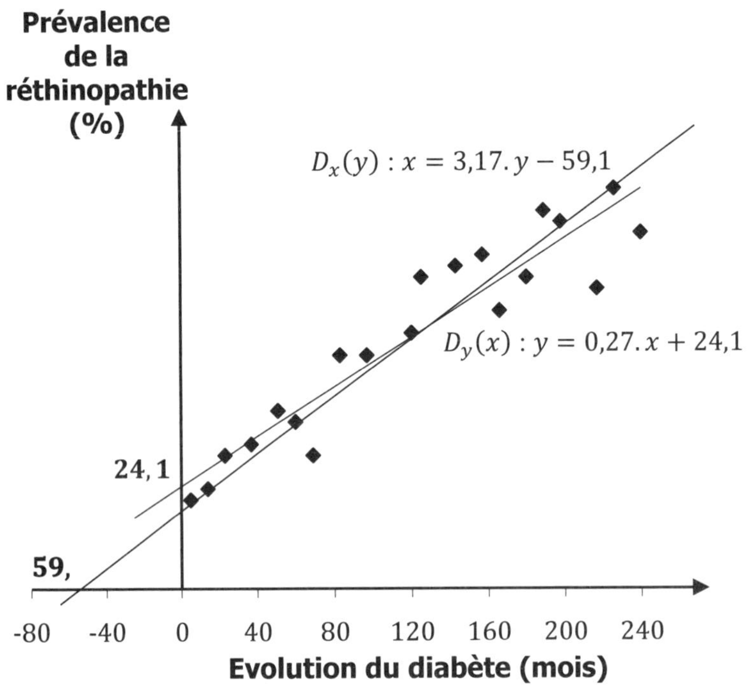

Exercice 54

1.

Age au moment du diagnostic (x_i)	47,5	52,5	57,5
Effectif (s_i)	200	200	200

$$\overline{x} = \frac{1}{600}\sum_{j=1}^{3} s_j.x_j = 52{,}5$$

$$\sigma_x^2 = \frac{1}{600}\sum_{j=1}^{3} s_j.\left(x_j - \overline{x}\right)^2 = 16{,}67$$

Age aux premières règles (y_i)	11	12	13	14
Effectifs (t_i)	34	92	328	146

$$\overline{y} = \frac{1}{600}\sum_{i=1}^{4} t_i.y_i = 12{,}977$$

$$\sigma_y^2 = \frac{1}{600}\sum_{i=1}^{4} t_i.(y_i - \overline{y})^2 = 0{,}62$$

Calcul de la covariance :

		Age au moment du diagnostic (x_i)		
		47,5	52,5	57,5
Age aux premières règles (y_i)	11	16	12	6
	12	36	32	24
	13	104	108	116
	14	44	48	54
	$\sum_{i=1}^{4} n_{ij}.y_i$	2576	2592	2618
	$\left(\sum_{i=1}^{4} n_{ij}.y_i\right).x_j$	122360	136080	150535
		$\sum_{j=1}^{3}\left(\sum_{i=1}^{4} n_{ij}.y_i\right).x_j = 408975$		

$$cov(x,y) = \frac{1}{600}\sum_{j=1}^{3}\left(\sum_{i=1}^{4} n_{ij}.y_i\right).x_j - \bar{x}.\bar{y} = \frac{1}{600}\sum_{i=1}^{4}\left(\sum_{j=1}^{3} n_{ij}.x_j\right).y_i - \bar{x}.\bar{y} =$$
$$= \frac{408975}{600} - 52{,}5.12{,}977 = 0{,}33$$

Coefficient de corrélation :

$$r = \frac{cov(x,y)}{\sigma_x.\sigma_y} = \frac{0{,}33}{\sqrt{16{,}67.0{,}62}} = 0{,}1$$

Test du coefficient de corrélation

1- On pose l'hypothèse nulle :
H_0 « L'âge au moment du diagnostic et l'âge aux premières règles sont indépendants »

2- On calcule la statistique t :

$$t = \frac{|r|}{\sqrt{1-r^2}}\sqrt{n-2} = 2{,}45$$

3- Conclusion :

Au risque $\alpha = 5\%$ avec $\nu = n - 2 = 59$; la table de STUDENT-FISHER donne $t_\alpha^* = 1{,}96$.

$t > t_\alpha^*$ on rejette H_0 et on conclut que l'âge au moment du diagnostic et l'âge aux premières règles sont significativement liés : La liaison est positive ($r > 0$). L'âge aux premières règles augmente avec l'âge au moment du diagnostic.

2. Droite de régression de y par rapport x :

$$D_y(x) : y = \frac{cov(x,y)}{\sigma_x^2}(x - \overline{x}) + \overline{y}$$

La pente est donc :

$$p = \frac{cov(x,y)}{\sigma_x^2} = \frac{0{,}33}{16{,}67} = 0{,}019$$

3. Considérons deux femmes bien portantes dont la différence d'âge en 1985 est de 100 ans (c'est-à-dire leurs dates de naissances s'écartent de 100 ans). Désignons par a_1, a_2 leurs âges en 1985 et r_1, r_2 leurs âges aux premières règles. Puisque l'âge aux premières règles a baissé linéairement en cours de temps, à raison de 2 ans en 100 ans alors la pente de la droite de régression de l'âge aux premières règles en fonction de l'âge en 1985 est :

$$p' = \frac{r_1 - r_2}{a_1 - a_2} = \frac{2}{100} = 0{,}02$$

4. La pente de la droite de régression de l'âge aux premières règles en fonction de l'âge en 1985 chez les femmes bien portantes est pratiquement la même que celle chez les femmes atteintes du cancer du sein. La liaison mise en évidence dans la question 1. traduit bien la diminution de l'âge aux premières règles en fonction de l'âge des femmes en 1985 et non pas l'augmentation de l'âge aux premières règles avec l'âge des femmes chez lesquelles on a diagnostiqué le cancer du sein : la survenue d'un cancer n'a rien à voir ici.

TABLES

NUMERIQUES

TABLE de GAUSS

La table donne les valeurs approchées de la fonction de répartition F de la variable aléatoire centrée réduite pour les différentes valeurs positives x.

$$F(x) = P(-\infty < T \leq x) = \frac{1}{\sqrt{2\pi}} \int_{-\infty}^{x} e^{\frac{-t^2}{2}} dt \quad , \quad x = a + b$$

b | a	0,00	0,01	0,02	0,03	0,04	0,05	0,06	0,07	0,08	0,09
0,00	0,500	0,504	0,508	0,512	0,516	0,520	0,524	0,528	0,532	0,536
0,10	0,540	0,544	0,548	0,552	0,556	0,560	0,564	0,567	0,571	0,575
0,20	0,579	0,583	0,587	0,591	0,595	0,599	0,603	0,606	0,610	0,614
0,30	0,618	0,622	0,626	0,629	0,633	0,637	0,641	0,644	0,648	0,652
0,40	0,655	0,659	0,663	0,666	0,670	0,674	0,677	0,681	0,684	0,688
0,50	0,691	0,695	0,698	0,702	0,705	0,709	0,712	0,716	0,719	0,722
0,60	0,726	0,729	0,732	0,736	0,739	0,742	0,745	0,749	0,752	0,755
0,70	0,758	0,761	0,764	0,767	0,770	0,773	0,776	0,779	0,782	0,785
0,80	0,788	0,791	0,794	0,797	0,800	0,802	0,805	0,808	0,811	0,813
0,90	0,816	0,819	0,821	0,824	0,826	0,829	0,831	0,834	0,836	0,839
1,00	0,841	0,844	0,846	0,848	0,851	0,853	0,855	0,858	0,860	0,862
1,10	0,864	0,867	0,869	0,871	0,873	0,875	0,877	0,879	0,881	0,883
1,20	0,885	0,887	0,889	0,891	0,893	0,894	0,896	0,898	0,900	0,901
1,30	0,903	0,905	0,907	0,908	0,910	0,911	0,913	0,915	0,916	0,918
1,40	0,919	0,921	0,922	0,924	0,925	0,926	0,928	0,929	0,931	0,932
1,50	0,933	0,934	0,936	0,937	0,938	0,939	0,941	0,942	0,943	0,944
1,60	0,945	0,946	0,947	0,948	0,949	0,951	0,952	0,953	0,954	0,954
1,70	0,955	0,956	0,957	0,958	0,959	0,960	0,961	0,962	0,962	0,963
1,80	0,964	0,965	0,966	0,966	0,967	0,968	0,969	0,969	0,970	0,971
1,90	0,971	0,972	0,973	0,973	0,974	0,974	0,975	0,976	0,976	0,977
2,00	0,977	0,978	0,978	0,979	0,979	0,980	0,980	0,981	0,981	0,982
2,10	0,982	0,983	0,983	0,983	0,984	0,984	0,985	0,985	0,985	0,986
2,20	0,986	0,986	0,987	0,987	0,987	0,988	0,988	0,988	0,989	0,989
2,30	0,989	0,990	0,990	0,990	0,990	0,991	0,991	0,991	0,991	0,992
2,40	0,992	0,992	0,992	0,992	0,993	0,993	0,993	0,993	0,993	0,994
2,50	0,994	0,994	0,994	0,994	0,994	0,995	0,995	0,995	0,995	0,995
2,60	0,995	0,995	0,996	0,996	0,996	0,996	0,996	0,996	0,996	0,996
2,70	0,997	0,997	0,997	0,997	0,997	0,997	0,997	0,997	0,997	0,997
2,80	0,997	0,998	0,998	0,998	0,998	0,998	0,998	0,998	0,998	0,998
2,90	0,998	0,998	0,998	0,998	0,998	0,998	0,998	0,999	0,999	0,999

N.B : $F(x) = 1 - F(-x)$ pour $x < 0$.

TABLE de FISHER-STUDENT

La table donne la valeur x telle que $P(|T| \geq x) = \alpha$ en fonction du nombre de degré de liberté ν.

ν \ α	0,90	0,50	0,30	0,20	0,10	0,05	0,02	0,01	0,001
1	0,158	1,000	1,963	3,078	6,314	12,706	31,821	63,656	636,578
2	0,142	0,817	1,386	1,886	2,920	4,303	6,965	9,925	31,600
3	0,137	0,765	1,250	1,638	2,353	3,182	4,541	5,841	12,924
4	0,134	0,741	1,190	1,533	2,132	2,777	3,747	4,604	8,610
5	0,132	0,727	1,156	1,476	2,015	2,571	3,365	4,032	6,869
6	0,131	0,718	1,134	1,440	1,943	2,447	3,143	3,707	5,959
7	0,130	0,711	1,119	1,415	1,895	2,365	2,998	3,500	5,408
8	0,130	0,706	1,108	1,397	1,860	2,306	2,897	3,355	5,041
9	0,129	0,703	1,100	1,383	1,833	2,262	2,821	3,250	4,781
10	0,129	0,700	1,093	1,372	1,813	2,228	2,764	3,169	4,587
11	0,129	0,697	1,088	1,363	1,796	2,201	2,718	3,106	4,437
12	0,128	0,696	1,083	1,356	1,782	2,179	2,681	3,055	4,318
13	0,128	0,694	1,080	1,350	1,771	2,160	2,650	3,012	4,221
14	0,128	0,692	1,076	1,345	1,761	2,145	2,625	2,977	4,140
15	0,128	0,691	1,074	1,341	1,753	2,132	2,603	2,947	4,073
16	0,128	0,690	1,071	1,337	1,746	2,120	2,584	2,921	4,015
17	0,128	0,689	1,069	1,333	1,740	2,110	2,567	2,898	3,965
18	0,127	0,688	1,067	1,330	1,734	2,101	2,552	2,878	3,922
19	0,127	0,688	1,066	1,328	1,729	2,093	2,540	2,861	3,883
20	0,127	0,687	1,064	1,325	1,725	2,086	2,528	2,845	3,850
21	0,127	0,686	1,063	1,323	1,721	2,080	2,518	2,831	3,819
22	0,127	0,686	1,061	1,321	1,717	2,074	2,508	2,819	3,792
23	0,127	0,685	1,060	1,320	1,714	2,069	2,500	2,807	3,768
24	0,127	0,685	1,059	1,318	1,711	2,064	2,492	2,797	3,745
25	0,127	0,684	1,058	1,316	1,708	2,060	2,485	2,787	3,725
26	0,127	0,684	1,058	1,315	1,706	2,056	2,479	2,779	3,707
27	0,127	0,684	1,057	1,314	1,703	2,052	2,473	2,771	3,690
28	0,127	0,683	1,056	1,313	1,701	2,048	2,467	2,763	3,674
29	0,127	0,683	1,055	1,311	1,699	2,045	2,462	2,756	3,660
30	0,127	0,683	1,055	1,310	1,697	2,042	2,457	2,750	3,646
∞	0,126	0,674	1,036	1,282	1,645	1,960	2,326	2,576	3,290

TABLE de FISHER-SNEDECOR

($\alpha = 5\%$)

La table donne la valeur x telle que $P(F \geq x) = 0{,}05$ en fonction des nombres de degrés de liberté ν_A et ν_B.

ν_B \ ν_A	1	2	3	4	5	6	7	8	9
1	161,446	199,499	215,707	224,583	230,160	233,988	236,767	238,884	240,543
2	18,513	19,000	19,164	19,247	19,296	19,329	19,353	19,371	19,385
3	10,128	9,552	9,277	9,117	9,013	8,941	8,887	8,845	8,812
4	7,709	6,944	6,591	6,388	6,256	6,163	6,094	6,041	5,999
5	6,608	5,786	5,409	5,192	5,050	4,950	4,876	4,818	4,772
6	5,987	5,143	4,757	4,534	4,387	4,284	4,207	4,147	4,099
7	5,591	4,737	4,347	4,120	3,972	3,866	3,787	3,726	3,677
8	5,318	4,459	4,066	3,838	3,688	3,581	3,500	3,438	3,388
9	5,117	4,256	3,863	3,633	3,482	3,374	3,293	3,230	3,179
10	4,965	4,103	3,708	3,478	3,326	3,217	3,135	3,072	3,020
11	4,844	3,982	3,587	3,357	3,204	3,095	3,012	2,948	2,896
12	4,747	3,885	3,490	3,259	3,106	2,996	2,913	2,849	2,796
13	4,667	3,806	3,411	3,179	3,025	2,915	2,832	2,767	2,714
14	4,600	3,739	3,344	3,112	2,958	2,848	2,764	2,699	2,646
15	4,543	3,682	3,287	3,056	2,901	2,790	2,707	2,641	2,588
16	4,494	3,634	3,239	3,007	2,852	2,741	2,657	2,591	2,538
17	4,451	3,592	3,197	2,965	2,810	2,699	2,614	2,548	2,494
18	4,414	3,555	3,160	2,928	2,773	2,661	2,577	2,510	2,456
19	4,381	3,522	3,127	2,895	2,740	2,628	2,544	2,477	2,423
20	4,351	3,493	3,098	2,866	2,711	2,599	2,514	2,447	2,393
21	4,325	3,467	3,072	2,840	2,685	2,573	2,488	2,420	2,366
22	4,301	3,443	3,049	2,817	2,661	2,549	2,464	2,397	2,342
23	4,279	3,422	3,028	2,796	2,640	2,528	2,442	2,375	2,320
24	4,260	3,403	3,009	2,776	2,621	2,508	2,423	2,355	2,300
25	4,242	3,385	2,991	2,759	2,603	2,490	2,405	2,337	2,282
26	4,225	3,369	2,975	2,743	2,587	2,474	2,388	2,321	2,265
27	4,210	3,354	2,960	2,728	2,572	2,459	2,373	2,305	2,250
28	4,196	3,340	2,947	2,714	2,558	2,445	2,359	2,291	2,236
29	4,183	3,328	2,934	2,701	2,545	2,432	2,346	2,278	2,223
30	4,171	3,316	2,922	2,690	2,534	2,421	2,334	2,266	2,211
40	4,085	3,232	2,839	2,606	2,449	2,336	2,249	2,180	2,124
60	4,001	3,150	2,758	2,525	2,368	2,254	2,167	2,097	2,040
120	3,920	3,072	2,680	2,447	2,290	2,175	2,087	2,016	1,959
∞	3,842	2,997	2,606	2,373	2,215	2,099	2,011	1,939	1,881

TABLE de χ^2

La table donne la valeur x telle que $P(\chi^2 \geq x) = \alpha$ en fonction du nombre de degré de liberté ν.

ν \ α	0,90	0,50	0,30	0,20	0,10	0,05	0,02	0,01	0,001
1	0,016	0,455	1,074	1,642	2,706	3,842	5,412	6,635	10,827
2	0,211	1,386	2,408	3,219	4,605	5,992	7,824	9,210	13,815
3	0,584	2,366	3,665	4,642	6,251	7,815	9,837	11,345	16,266
4	1,064	3,357	4,878	5,989	7,779	9,488	11,668	13,277	18,466
5	1,610	4,352	6,064	7,289	9,236	11,071	13,388	15,086	20,515
6	2,204	5,348	7,231	8,558	10,645	12,592	15,033	16,812	22,458
7	2,833	6,346	8,383	9,803	12,017	14,067	16,622	18,475	24,321
8	3,490	7,344	9,525	11,030	13,362	15,507	18,168	20,090	26,124
9	4,168	8,343	10,656	12,242	14,684	16,919	19,679	21,666	27,877
10	4,865	9,342	11,781	13,442	15,987	18,307	21,161	23,209	29,588
11	5,578	10,341	12,899	14,631	17,275	19,675	22,618	24,725	31,264
12	6,304	11,340	14,011	15,812	18,549	21,026	24,054	26,217	32,909
13	7,042	12,340	15,119	16,985	19,812	22,362	25,472	27,688	34,527
14	7,790	13,339	16,222	18,151	21,064	23,685	26,873	29,141	36,124
15	8,547	14,339	17,322	19,311	22,307	24,996	28,260	30,578	37,698
16	9,312	15,339	18,418	20,465	23,542	26,296	29,633	32,000	39,252
17	10,085	16,338	19,511	21,615	24,769	27,587	30,995	33,409	40,791
18	10,865	17,338	20,601	22,760	25,989	28,869	32,346	34,805	42,312
19	11,651	18,338	21,689	23,900	27,204	30,144	33,687	36,191	43,819
20	12,443	19,337	22,775	25,038	28,412	31,410	35,020	37,566	45,314
21	13,240	20,337	23,858	26,171	29,615	32,671	36,343	38,932	46,796
22	14,042	21,337	24,939	27,302	30,813	33,925	37,660	40,289	48,268
23	14,848	22,337	26,018	28,429	32,007	35,173	38,968	41,638	49,728
24	15,659	23,337	27,096	29,553	33,196	36,415	40,270	42,980	51,179
25	16,473	24,337	28,172	30,675	34,382	37,653	41,566	44,314	52,619
26	17,292	25,337	29,246	31,795	35,563	38,885	42,856	45,642	54,051
27	18,114	26,336	30,319	32,912	36,741	40,113	44,140	46,963	55,475
28	18,939	27,336	31,391	34,027	37,916	41,337	45,419	48,278	56,892
29	19,768	28,336	32,461	35,139	39,088	42,557	46,693	49,588	58,301
30	20,599	29,336	33,530	36,250	40,256	43,773	47,962	50,892	59,702

Achevé d'imprimer par Corlet, Imprimeur, S.A. - 14110 Condé-sur-Noireau
N° d'Imprimeur : 138201 - Dépôt légal : juillet 2011 - *Imprimé en France*